Matthias Stohrer

Akupunktur bei Lumbago und Lumboischialgie

Hippokrates

Die Deutsche Bibliothek – CIP-Einheitsaufnahme

Stohrer, Matthias:
Akupunktur bei Lumbago und Lumboischialgie /
Matthias Stohrer. - Stuttgart : Hippokrates 1999
ISBN 3-7773-1413-7

Anschrift des Verfassers:
Dr. med. Matthias Stohrer
Kleiststraße 5
D-73033 Göppingen

Titelfotos
Vordergrundmotiv: Superstock, München
Hintergrundmotiv: Tony Stone, München

Wichtiger Hinweis: Wie jede Wissenschaft ist die Medizin ständigen Entwicklungen unterworfen. Forschung und klinische Erfahrung erweitern unsere Erkenntnisse, insbesondere was Behandlung und medikamentöse Therapie anbelangt. Soweit in diesem Werk eine Dosierung oder eine Applikation erwähnt wird, darf der Leser zwar darauf vertrauen, daß Autoren, Herausgeber und Verlag große Sorgfalt darauf verwandt haben, daß diese Angabe dem Wissensstand bei Fertigstellung des Werkes entspricht.
Für Angaben über Dosierungsanweisungen und Applikationsformen kann vom Verlag jedoch keine Gewähr übernommen werden. Jeder Benutzer ist angehalten, durch sorgfältige Prüfung und gegebenenfalls nach Konsultation eines Spezialisten festzustellen, ob die dort gegebene Empfehlung für Dosierungen oder die Beachtung von Kontraindikationen gegenüber der Angabe in diesem Buch abweicht. Eine solche Prüfung ist besonders wichtig bei selten verwendeten Präparaten oder solchen, die neu auf den Markt gebracht worden sind. Jede Dosierung oder Applikation erfolgt auf eigene Gefahr des Benutzers. Autoren und Verlag appellieren an jeden Benutzer, ihm etwa auffallende Ungenauigkeiten dem Verlag mitzuteilen.
Geschützte Warennamen (Warenzeichen) werden nicht besonders kenntlich gemacht. Aus dem Fehlen eines solchen Hinweises kann also nicht geschlossen werden, daß es sich um einen freien Warennamen handele.

ISBN 3-7773-1413-7

Printed in Germany 1999
Druck: Zechner Datenservice und Druck, D-67346 Speyer

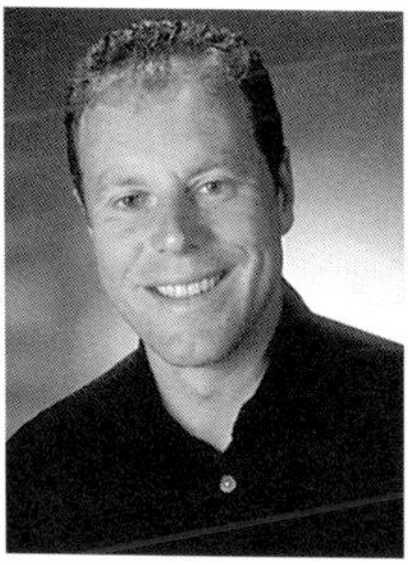

Matthias Stohrer

Studium der Humanmedizin an den Universitäten Tübingen, Münster, Köln, Marburg und Ulm. Approbation zum Arzt und Promotion zum Doktor der Medizin (1987). Assistenzarzt in der Allgemeinchirurgie, Unfallchirurgie und Orthopädie an verschiedenen Lehrkrankenhäusern (1987 – 1989). Zusatzbezeichnung Sportmedizin und Naturheilverfahren (1990). Niederlassung als Praktischer Arzt in kassenärztlicher Praxis (1990 – 1995). Weiterbildungsermächtigung im Bereich Naturheilverfahren (1993). Referententätigkeit bei mehreren Gesellschaften zur ärztlichen Fort- und Weiterbildung in Allgemeinmedizin, Naturheilverfahren und TCM-Akupunktur (seit 1993).

Akupunkturausbildung mit Diplomen der traditionellen Hochschulen Wien (Prof. Bischko/Prof. Kubiena), Harbin (Prof. Liu Zhong Shen) und Peking (Prof. Li Feng Ping) (seit 1990).

Wissenschaftlicher Leiter des Bad Griesbacher Lehrkollegiums für Naturheilverfahren (1995/96). Facharzt für Allgemeinmedizin (1995). Studienaufenthalt für Traditionelle Chinesische Medizin in China an der Universität in Peking (1996). Privatärztliche Praxis für Naturheilverfahren und Institut für Traditionelle Chinesiche Medizin mit Schwerpunkt Akupunktur (seit 1996). Lehrbeauftragter der Staatlichen Hochschule für Musik und Darstellende Kunst, Stuttgart (seit 1997). Fernsehsendung beim WDR zum Thema Akupunktur in der allgemeinärztlichen Praxis (1998). Referent für Akupunktur an der Medizinischen Fakultät der Universität Ulm im Modul zum Praktikum Allgemeinmedizin (seit 1999).

Kaum jemand bleibt in seinem Leben von Kreuzschmerzen verschont. So wurde bei 25- bis 29jährigen eine Lebenszeit-Prävalenz von annähernd 90% ermittelt, d.h. neun von zehn Befragten haben angegeben, irgendwann in ihrem Leben Rückenschmerzen gehabt zu haben. Die dabei auftretenden Schmerzzustände betreffen 60% aller Schmerzpatienten. Vor der Einleitung einer Therapie sollten in jedem Fall gravierende Erkrankungen wie Entzündungen oder Tumoren ausgeschlossen werden. Als Alternative oder Ergänzung im Rahmen der Schmerztherapie gewinnt die Akupunktur zunehmend an Bedeutung. So arbeiten bereits heute 90% aller deutschen schmerztherapeutischen Einrichtungen mit Akupunktur. Kaum einem anderen Medizinsystem ist es in diesem Jahrhundert gelungen, sich so schnell in anderen Kulturkreisen zu etablieren wie die Traditionelle Chinesische Medizin. Die Gründe dafür sind vielfältig. Neben dem Wunsch vieler Patienten nach einer sanfteren Medizin konnten insbesondere schlüssige Nachweise zur Wirksamkeit erbracht werden. Außerdem wurde mit der Zunahme der psychosomatischen Erkrankungen in der westlichen Welt der Ruf nach einer Ganzheitsmedizin immer lauter. Die Traditionelle Chinesische Medizin ist eine Medizinform, die diesem Anspruch gerecht wird.

Dr. med. Matthias Stohrer

Inhalt

Theoretischer Teil

Inhalt

Praktischer Teil

Inhalt

Theoretischer Teil

Entstehung der Akupunktur

Über die Entstehung der Akupunktur (jinghuo = Netz, Verknüpfungen) im alten China gibt es verschiedene Hypothesen. Eine davon besagt, daß eine Verletzung in bestimmten Fällen zur Besserung einer bestehenden Erkrankung führte. Dies war häufig dann der Fall, wenn relativ kleine Verletzungen sich im Gebiet von Akupunkturpunkten befanden.

Aber auch die Tatsache, daß viele Lokalschmerzen gut auf lokale Massage reagieren, dürfte bereits im Altertum bekannt gewesen sein. Ein guter Beobachter wird irgendwann einmal entdecken, daß lokale Maßnahmen an einer bestimmten Körperstelle zu übertragenen Effekten an anderen Körperstellen bzw. tiefer im Körperinneren führen.

Da Obduktionen im alten China verboten waren, mußten die chinesischen Ärzte ihr Verständnis von Krankheiten strikt von ihren Beobachtungen und Befunden am intakten lebenden Menschen ableiten. Chinesische Ärzte hatten keine Vorstellung von dem, was wir »biophysiologische Körperfunktionen« nennen würden. Darum konnten sie auch kausale Zusammenhänge zwischen Phänomenen sehen, die für einen westlichen Arzt nichts miteinander zu tun haben.

So hat sich im Lauf der Jahrhunderte in der Traditionellen Chinesischen Medizin eine Kunst des Beobachtens entwickelt, die ihresgleichen sucht und die noch verstärkt wird durch das für uns kaum vorstellbare Maß an Selbstdisziplin der Beobachter.

Bis heute werden in China Erdbeben und Überschwemmungen (richtig) vorhergesagt auf der Grundlage Tausender Wahrnehmungen (beispielsweise Tierverhalten auf Bauernhöfen), die handschriftlich notiert und dann zentralen Sammelstellen zugeleitet werden. Ganz ähnlich ist die Traditionelle Chinesische Medizin zu ihrer Krankheitslehre gekommen. Aus jahrhundertelanger Registrierung unzähliger Einzelwahrnehmungen ist ein dynamisches Denkgerüst entstanden, das der ständigen Veränderung, der alle lebenden Organismen unterworfen sind, Rechnung trägt. Innerhalb dieses Denkgerüstes gibt es feste, immer wiederkehrende Muster (z.B. Erkrankungen).

Inzwischen gründen sich ganze Therapieschulen auf das Klein-Mahler-Modell, was der beste Beweis dafür ist, daß es bei der praktischen therapeutischen Alltagsarbeit hilft. Obwohl noch niemand im Sektionssaal die Psyche gefunden hat, besitzen wir Modelle von ihr, die uns helfen, unsere Arbeit besser zu tun.

Weil die chinesischen Ärzte nicht über die Methoden zur Quantifizierung und statistischen Datenanalyse verfügten, waren alle Beobachtungen gleich wichtig und blieb jeder Patient als Individuum einzig und unverwechselbar.

Ein westlicher Wissenschaftler trennt bei dem Versuch, ein Syndrom zu beschreiben, wichtige (oft vorkommende) von unwichtigen (selten vorkommende) Wahrnehmungen, während der chinesische Arzt nur seinen Patient als Informationsquelle hat. Dies mag erklären, daß in der Akupunktur alles berücksichtigt wird, was zum Erleben des einen Patienten gehört. Seine Symptombeschreibungen werden nicht umformuliert, sondern so genutzt wie er sie ausdrückt. Wenn ein chinesischer Patient sagt, daß er einen kalten Zug im Nacken verspürt hat und sich danach erkältete, dann ist dem auch so.

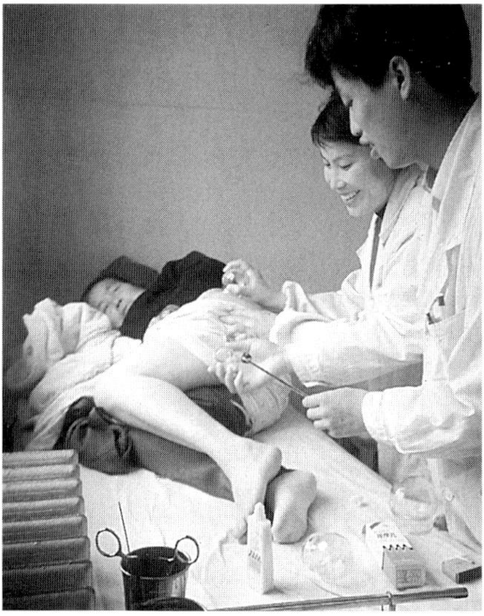

Behandlung einer Patientin mit Lumboischialgie mittels Akupunktur, Cupping und Schröpfkopfmassage durch Ärzte am Dongzhimen-TCM-Hospital der Universität in Peking (Foto Dr. Stohrer)

Wir würden ihm dann erklären, daß er eine Virusinfektion hat; denn da »Kälte« für unsere Behandlung keine Bedeutung hat, würde uns der Aspekt »Kälte« nicht weiter interessieren.

Die Akupunktur nimmt den Patient als Einzelperson ernst; sie nimmt ihn »beim Wort«. In der Diagnostik des Akupunkteurs werden die unterschiedlichsten Symptome gleichzeitig berücksichtigt. Die Konsequenz ist allerdings, daß wir lernen müssen, die chinesische Medizin nicht als etwas Mystisches und Abgehobenes zu sehen, sondern ganz im Gegenteil als erdgebundene

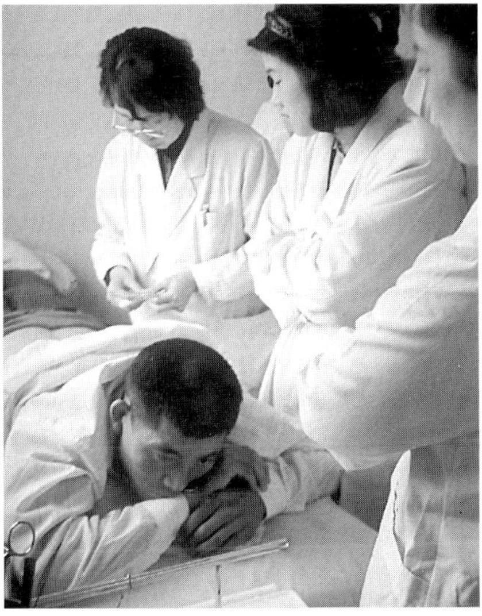

Behandlung eines Patienten mit Lumbago mittels Akupunktur, Neuraltherapie und Vitamin-B_{12}-Injektionen durch Frau Prof. Li Feng Ping, der Leiterin der Akupunkturambulanz am Dongzhimen-TCM-Hospital der Universität in Peking (Foto Dr. Stohrer)

Disziplin mit hohem praktischen Nutzen. Irritierend ist eher der theoretische Überbau, der unserem analytischen Denken fremd ist.

Es werden Kausalzusammenhänge angegeben, denen sich unser Denken widersetzt und die nur schwer in unsere Begriffswelt zu übersetzen sind. Die chinesische Medizin fordert uns heraus, eigene Konzepte zu überdenken, wobei eine positiv kritische Einstellung und Aufgeschlossenheit wichtige Voraussetzungen für Lernfähigkeit sind.

Wie jede ernstzunehmende Medizin hat auch die chinesische Medizin eine hochentwickelte Diagnostik. Diese Diagnostik ist für jeden erlernbar und frei von jeglichem Hokuspokus. Zwei chinesische Ärzte, die unabhängig voneinander den gleichen Patienten untersuchen, kommen im allgemeinen zur gleichen Diagnose.

Für uns ist relevant, daß Akupunktur ein praktisches und brauchbares Heilverfahren ist. Die Schwierigkeit besteht vor allem darin, daß die Beschreibung des Patienten und die Wahrnehmung des Arztes in ein Denkgerüst einfließen, das uns von Natur aus fremd ist. Wenn wir diese Schwierigkeit meistern, läßt sich die Akupunktur als eine große Bereicherung unseres ärztlichen Repertoirs in zahlreiche Behandlungen integrieren.

Traditionelle Chinesische Medizin

Älteste Zeugnisse

Unsere Kenntnis der chinesischen Geschichte beruht vor allem auf Überlieferungen und der Analyse von Ausgrabungen. Die ältesten bis heute bekannten heilkundlichen Schriften stammen aus dem 10. bis 6. Jahrhundert v. Chr. In diesen Schriften werden Krankheiten sowie deren pflanzliche Heilmittel beschrieben.
Etwa 1150 v. Chr. erschien das Buch der Veränderungen (i tjing), in dem zum ersten Mal von Yin und Yang die Rede ist. Später wurde Yin und Yang zum Denkprinzip der gesamten chinesischen Medizin.

Etwa zu Beginn unserer Zeitrechnung wurde das Buch des Gelben Kaisers (nei tjing) geschrieben. Dieses älteste bekannte, rein medizinische Lehrbuch gibt Gespräche zwischen dem Gelben Kaiser und seinem Hofarzt tj'i po über die Funktion des menschlichen Körpers, sein Verhältnis zur Natur und zum Universum sowie über Yin und Yang wieder. Als Therapien werden Akupunktur, Moxibustion und Atemübungen besprochen. Das nei tjing wird heute noch als Lehrbuch eingesetzt.

Philosophische Grundlage

Philosophisch ruht die chinesische Medizin auf zwei Grundpfeilern, dem Konfuzianismus und dem Taoismus. Im religiösen Sinne spielt auch der Buddhismus eine wichtige Rolle.

Konfuzius (k'ung-tze) lebte 551-479 v.Chr. Die konfuzianische Gesellschaftsordnung gründet sich auf soziale Verantwortung und Ethik. Zu dieser Ethik gehört die Verehrung der Ahnen, die man dadurch zum Ausdruck bringt, daß man seinen unversehrten Körper nach dem Tod den Ahnen zum Geschenk macht. Aus diesem Grund war es undenkbar, Sektionen zu verrichten, und wahrscheinlich ist dies auch der Grund dafür, daß die chinesischen Auffassungen bezüglich Anatomie und Physiologie sich deutlich von den unsrigen unterscheiden. Der Taoismus bildet in gewissem Sinne den Gegenpol zum Konfuzianismus. Als sein Begründer gilt Laotse (lao tau oder lao-tze), der Verfasser des Gedichtes tao-te tjing. Darin wird tao (der Weg) beschrieben als allgemein gültiges Naturgesetz, gegen das Widerstand zwecklos ist. Dieser Gedanke steht der machbaren Gesellschaft des Konfuzius diametral gegenüber. Dem Mediziner bot das taoistische Denken jedoch die Möglichkeit, Gesundheit und Krankheit als Teile eines größeren Ganzen aufzufassen, wodurch die Entwicklung ganzheitlicher Denksysteme wie Astrologie, Pflanzenheilkunde, Akupunktur, Atemübungen, qi gong und tai chi stimuliert wurde.

Medizinisches Wissen

Mit Zunahme des ärztlichen Wissens wuchs im Lauf der Jahrhunderte auch die Zahl der schriftlichen Zeugnisse, die ihrerseits schriftlich kritisiert wurden, was wiederum Kritik hervorrief usw. Auf diese Weise entstand in China ein Fundus von medizinischer Literatur, mit dem sich sowohl Intellektuelle als praktisch tätige Ärzte auseinandersetzten und der von Generation auf Generation weitervererbt wurde.

Infolge der Kolonialisierung Chinas geriet die Traditionelle Chinesische Medizin etwa ab Mitte des 17. Jahrhunderts in den Hintergrund. Die westlichen Eroberer führten eigene Medizinschulen ein. Akupunktur und Pflanzenheilkunde galten lange Zeit als minderwertig und wurden sogar verboten.

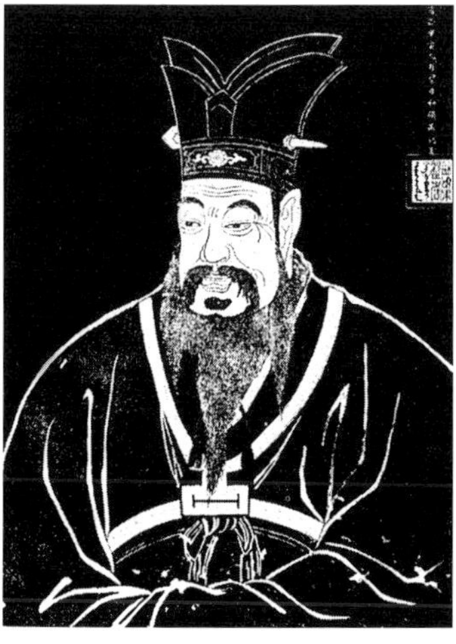

Konfuzius

Die Machtübernahme der Kommunisten in China führte zu einer Renaissance der Traditionellen Chinesischen Medizin. Einmal entstand durch das neue Gesellschaftssystem ein Mangel an westlichen Ärzten, aber auch die Tatsache, daß die Traditionelle Chinesische Medizin sich jahrhundertelang bewährt hatte, rückte wieder stärker ins Bewußtsein. Die neuen Machthaber sorgten dafür, daß die traditionelle Medizin heute einen wichtigen Platz in der medizinischen Versorgung der chinesischen Bevölkerung einnimmt.

Yin und Yang

Mit Yin und Yang bezeichnen die Chinesen die Sonnenseite und die Schattenseite eines Berges. Die altchinesische Philosophie übernahm die beiden Begriffe, um einander entgegengesetzte natürliche Phänomene zu beschreiben. Dabei geht es wohlgemerkt um Phänomene, die sich gleichzeitig ausschließen und bedingen.

Überträgt man das Yin- und Yang-Prinzip auf den menschlichen Körper, so stößt man auf drei wesentliche Aspekte: Gegensatz, Abhängigkeit und Balance.

Gegensatz

Alle wahrnehmbaren Phänomene, also auch Erkrankungen, werden den beiden Hauptkategorien Yin und Yang zugeordnet:

Yin	Yang
zentral	peripher
untere Körperhälfte	obere Körperhälfte
Substanz/Materie	Funktion/Energie
schwer	leicht
kalt	warm
dunkel	hell
Stillstand/Ruhe	Bewegung/Unruhe
sinken	steigen
langsam	schnell
chronisch	akut
usw.	usw.

Yin zugehörige Erkrankungen sind chronisch, betreffen häufiger innere Organe und sind schwieriger zu behandeln (Akupunktur wirkt nur begrenzt). Yang zugehörige Erkrankungen verlaufen akut und heftig, sind außen sichtbar und mit Akupunktur oft gut zu behandeln.

In der chinesischen Medizin entsprechen dem Yin Materie und anatomische Struktur und dem Yang Energie (Qi) und physiologische Regelkreise.

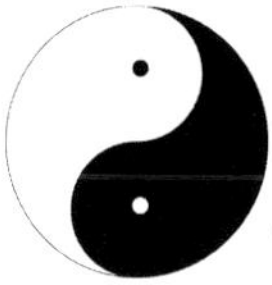

Yin und Yang

Auch innere Organe werden oft diesen beiden Gegenpolen zugeordnet. Nach chinesischer Auffassung spielt beispielsweise die Leber als Yin-Organ eine wichtige Rolle bei der Speicherung und Abgabe von Blut. Sie wird darum bei Anomalien der Blutungsstärke des weiblichen Menstruationszyklus (*Hypomenorrhö, Hypermenorrhö*) in die Behandlung miteinbezogen.

Der Begriff Leber-Yang bezeichnet eher die Funktion der Leber, die als Hauptverantwortlicher für den reibungslosen Verlauf der Energieströme im Körper gilt. Im Sinne des Yang werden eher Anomalien der Blutungsdauer (*Menorrhagie, Brachymenorrhö*) des weiblichen Zyklus behandelt.

Da auch Emotionen als Energieströme aufgefaßt werden, spielt die Leber ebenfalls eine Rolle bei der Behandlung von unterdrückter Wut, Wutanfällen und Trauer.

Abhängigkeit

Weder Yin noch Yang können unabhängig voneinander existieren oder beschrieben werden. Es besteht kein »unten« ohne ein »oben«, kein Licht ohne Dunkelheit, und ohne Ruhe gibt es keine Bewegung. Ohne nährende Materie gibt es keine Aktivität. Ohne Aktivität kann keine Nahrung aufgenommen werden und kann kein Blut strömen. Yin nährt Yang, und Yang unterstützt Yin.

Balance

(Menschliches) Leben ist ein Prozeß und damit ständige Bewegung und Veränderung. So befinden sich auch Yin und Yang in einem dynamischen Wechselspiel, in dem sie sich teils verstärken und teils hemmen. Wird Yin schwächer, bekommt Yang mehr Spielraum. Dies geschieht zum Beispiel beim Übergang von Winter zu Frühjahr.

Entsteht eine Yang-Fülle, wird Yin unterdrückt. Aktivität (Yang) verbraucht Nahrung (Yin). Andererseits verbraucht die Umformung von Nährstoffen in körpereigene Substanzen und deren Lagerung Energie.

Bei einem gesunden Menschen sind Yin und Yang mehr oder weniger in Balance.

Dieses Gleichgewicht ist jedoch dynamisch, einmal ist Yin dominant (z.B. nachts) und einmal Yang. Perfekte Balance ist selten, eine statische Harmonie gibt es nicht. Bei Krankheiten lassen sich vier Grundmuster von Unbalance unterscheiden. Die Ermittlung des jeweiligen Grundmusters ist das Fundament jeder Akupunkturbehandlung und hat einer Therapie immer vorauszugehen. Nur so läßt sich entscheiden, ob die Therapie tonisierend oder sedierend sein muß.

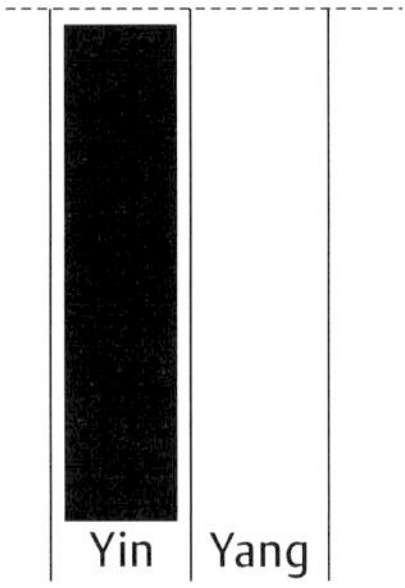

absolute Yin-Fülle

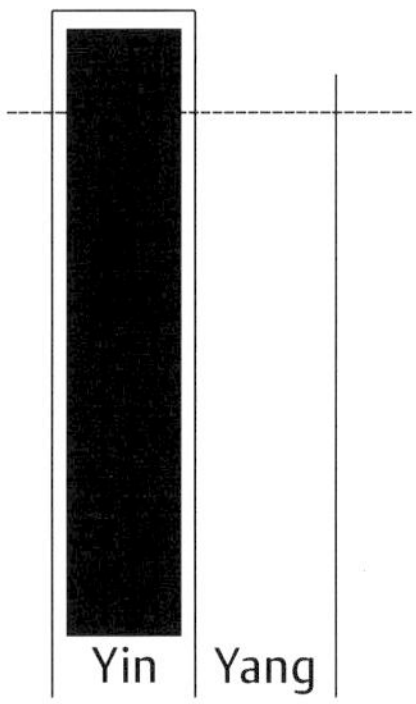

absolute Yang-Fülle

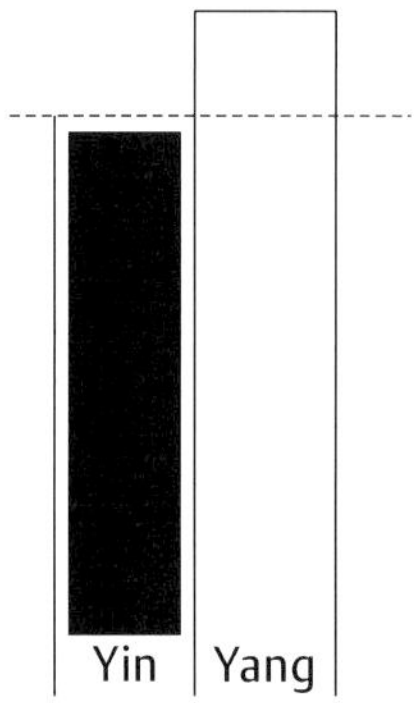

relative Yin-Fülle

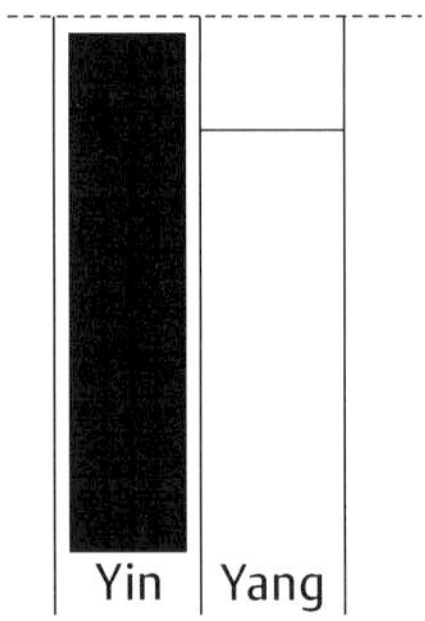

relative Yang-Fülle

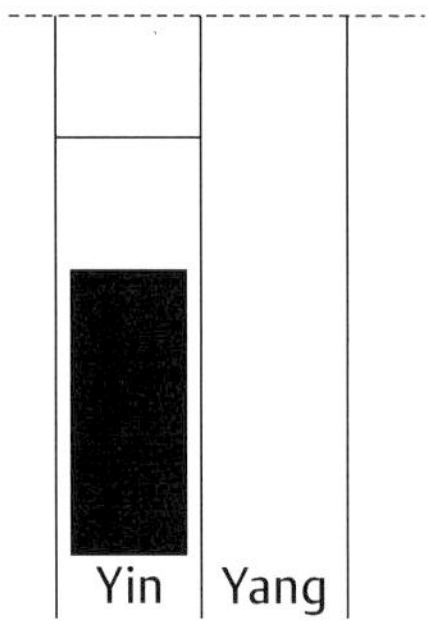

Qi

Biophysiologie. Qi (sprich: tschi) ist einer der schwierigsten Begriffe der Akupunktur. Sein Verständnis ist jedoch von größter Bedeutung für die Wahl der richtigen Akupunkturpunkte. Es mag etwas leichter fallen, wenn man sich vergegenwärtigt, an welcher Art Prozesse, auch biophysiologischer Natur, die Psychosomatik heute ansetzt. Psychische Erkrankungen werden auf dem Niveau der Neurotransmitter interpretiert. Spannung, Entspannung und Fragen der Immunabwehr werden neurovegetativ gedeutet. Dabei hängt es jeweils von der neuesten wissenschaftlichen Veröffentlichung ab, auf welchen biophysiologischen Prozeß das allgemeine Interesse sich gerade konzentriert.

Energie. Chinesischen Ärzten waren biophysiologische Prozesse unbekannt. Sie kannten aber sehr wohl deren Auswirkungen in all ihrer Vielfalt. Sie konnten beurteilen, ob ein Prozeß viel oder wenig Energie verzehrte und basierten darauf ihre Therapie.

Qi hat, im chinesischen Sinne, sowohl materielle (Yin) als energetische Eigenschaften (Yang). Blut und andere Körpersäfte haben materielles Qi. Emotionen, Erröten, Charakter und Seele haben energetisches Qi. Alle Formen des Qi lassen sich durch Akupunktur beeinflussen.

Angeboren und erworben

Der Mensch hat angeborenes und erworbenes Qi. Das angeborene Qi (yuan qi; im Westen: Erbgut) bestimmt die Eigenschaften, die Konstitution und die Entwicklungsmöglichkeiten des Embryos. Sein Zentrum ist shen (Niere). Ist yuan qi einmal verbraucht, endet das Leben. Darum ist sorgsames Haushalten wichtig.

Erworbenes Qi (gu qi: aus der Verdauung; kong qi: aus der Atmung) erreicht den Menschen über die Nahrung und die eingeatmete Luft. Dies ist einer der Gründe dafür, daß in der chinesischen Medizin Lebensmittelhygiene und Atemübungen eine besondere Rolle spielen. Erworbenes Qi liefert den Treibstoff des Körpers, angeborenes Qi gibt eher die Grenzen der physiologischen Möglichkeiten einer Person an, so wie das genetische Potential die Grenzen der Entfaltungsmöglichkeiten bestimmt. Zur Zustandsbeurteilung eines Patienten/Klienten gehört, daß man klinisch das zur Verfügung stehende wei qi (Wehrenergie) und ying qi (Bauenergie) einschätzt.

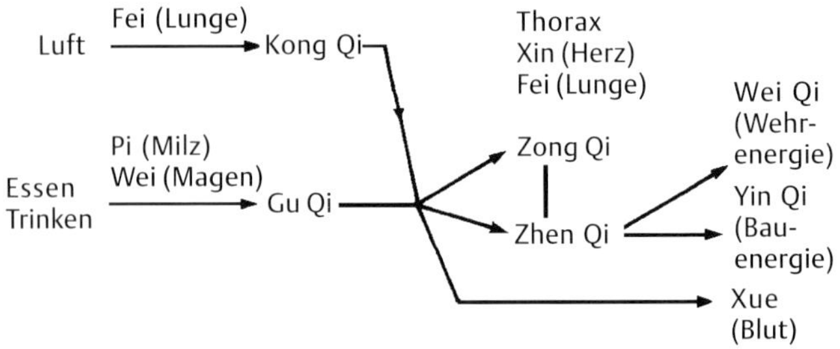

Fünf Wandlungsphasen

	Feuer	Erde	Metall	Wasser	Holz
Yin-Organ	Herz/ Perikard	Milz	Lunge	Niere	Leber
Yang-Organ	Dünndarm/ Drei-Erwärmer	Magen	Dickdarm	Blase	Gallen-blase
Sinnes-organe	Zunge	Mund	Nase	Ohr	Auge
Gewebe	Blut	Muskel	Haut	Knochen	Sehne
Gefühle	Freude	Sorge	Trauer	Angst	Wut
Geschmack	bitter	süß	scharf	salzig	sauer

Die Fünf-Phasen-Theorie ist ein altes naturphilosophisches Konzept, das den Kosmos und alle natürlichen Erscheinungen darin umfassend zu erklären versucht. In diesem Konzept wird der Mensch als eine Wiederholung des Kosmos im Kleinen gesehen, womit neben Yin und Yang ein zweites Ordnungsprinzip entsteht. Auch lassen sich auf diesem Ordnungsprinzip Behandlungsgrundsätze definieren.

Im Kern werden alle wahrnehmbaren Erscheinungsformen menschlichen Lebens den fünf Wandlungsphasen Feuer, Erde, Metall, Wasser oder Holz zugeordnet.
Mit der Fünf-Phasen-Theorie lassen sich fünf Grundkonstitutionen definieren:

Feuer. Feuer beinhaltet das Prinzip Leben. Eine Person mit ausgeprägtem »Feuer« erscheint als dynamische Persönlichkeit. Sie ist lebendig, erregbar und veränderlich. Ein solcher Mensch reagiert auf Krankheit mit hohem Fieber, Entzündung und Erregung. Personen mit schwachem Feuer erscheinen als freudlos, bleich und kühl.

Erde. Eine Person mit ausgeprägter »Erde« ruht in sich selbst und in ihrer Außenwelt. Zur Erde gehören Magen und Milz, die beide in der Verdauung eine Rolle spielen. Im Gefühlsleben haben die beiden Organe eine Funktion bei der Verarbeitung von Lebenserfahrungen.

Metall. »Metall« symbolisiert die Fähigkeit zu organisieren und den Mut, Platz einzunehmen. Personen mit schwach ausgeprägtem »Metall« neigen zu Strukturlosigkeit, lassen sich leicht beeinflussen und haben Kontaktschwierigkeiten.

Wasser. »Wasser« ist die Quelle der Willensstärke. Personen mit stark ausgeprägtem »Wasser« setzen sich Ziele und bauen zielstrebig an ihrer Zukunft. Personen mit schwach ausgeprägtem »Wasser« neigen zu körperlicher und geistiger Müdigkeit.

Holz. Bei der Wandlungsphase »Holz« denkt man an Wachstum und Entwicklung. Solche Personen sind gute Strategen. Sie handeln entschlußfreudig und planvoll. Ist »Holz« zu stark ausgeprägt, entsteht ein Hang zum Kontrollieren. Schwäche der Phase »Holz« führt zu Unentschlossenheit. Solche Personen drehen sich wie ein Fähnlein im Wind.

Ordnet man die fünf Wandlungsphasen in einem Pentagramm, dann entsteht ein dynamisches System gegenseitiger Unterstützung und Kontrolle. Im pathologischen Fall entstehen Angriff und Dominanz.

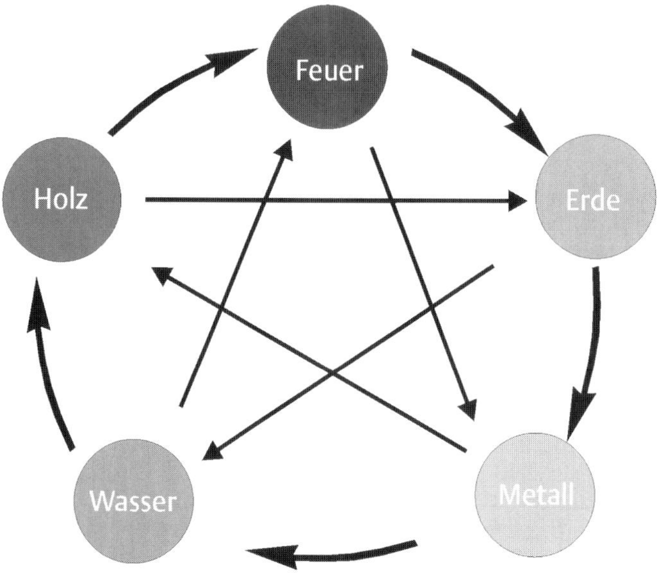

Innere Organe (Zang Fu)

Zang		Fu	
Herz	(Xin)	Dünndarm	(Xiaochan)
Perikard	(Xin Bao)	Drei-Erwärmer	(San Jiao)
Lunge	(Fei)	Dickdarm	(Da Chang)
Niere	(Shen)	Blase	(Pang Guang)
Leber	(Gan)	Gallenblase	(Dan)
Milz	(Pi)	Magen	(Wei)

Innere Organe (Zang Fu)

Zang Fu ist ein umfassender Begriff, mit dem die Zusammenhänge zwischen den verschiedenen Organsystemen des menschlichen Körpers, ihre Rolle und ihre Funktion angedeutet werden. Die Zusammenhänge werden näher beschrieben innerhalb des Systems Yin und Yang und durch die Transformation und Zirkulation der verschiedenen Substanzen im Körper. Im Westen würde man unter anderem von »respiratorischen« und »metabolischen« Prozessen sprechen. Die verschiedenen Organsysteme haben die gleichen Bezeichnungen wie die ihnen zugehörigen Meridiane (vgl. Meridiane und Akupunkturpunkte)

Für westliche Mediziner ist es immer wieder schwer zu verstehen, daß die Organbezeichnungen, die sich bereits anläßlich der ersten Übersetzungen aus dem Chinesischen einbürgerten, nur am Rande etwas mit der gleichnamigen anatomischen Struktur zu tun haben. Dadurch gibt es in der chinesischen Medizin bestimmte Organe, die wir scheinbar kennen, und andere, die uns unbekannt sind. Besser und vor allem deutlicher wäre es, die chinesischen Begriffe zu verwenden, die wir darum zwischen Klammern miterwähnen.

Die Organsysteme werden in 6 Yin (Zang) und 6 Yang (Fu) unterteilt.

Krankheitsursachen

Im Buch des Gelben Kaisers werden zwei Krankheitsursachen beschrieben: interne und externe pathogene Faktoren.

Interne pathogene Faktoren

Die folgenden sieben Grundemotionen werden von den Chinesen als interne pathogene Faktoren eingestuft: Freude, Wut, Niedergeschlagenheit, Sorge, Trauer, Angst, Schreck – allesamt Zustände, die den Mensch von innen heraus krank machen können.

Externe pathogene Faktoren

Externe pathogene Faktoren sind vor allem Klimafaktoren wie Wind, Kälte, Hitze, Dampf, Trockenheit und Feuer. Sie greifen den Körper über die Haut, den Mund und die Nase an, dringen in die Tiefe ein und können schließlich die inneren Organe befallen. Erkrankungen durch äußere Pathogene kennzeichnen sich durch charakteristische Symptome. Patienten mit einer Kälte-Erkrankung frieren und lassen häufig Wasser. Da Kälte verlangsamt, kann solch ein Patient antriebslos sein. Körperausscheidungen wie Urin und Schleim sind farblos und wäßrig. Wärme schafft Linderung.

Zu den externen Pathogenen gehören ferner Traumata, Tierbisse, Ernährungsfehler, übermäßiger Sex, Strahlung und (im Mittelalter) Dämonie.

Meridiane (Gefäße) und Akupunkturpunkte

Yin	Yang
He	Dü
Pe	3E
Lu	Di
Ni	Bl
Le	Gb
Mi	Ma

Meridiane (Gefäße)

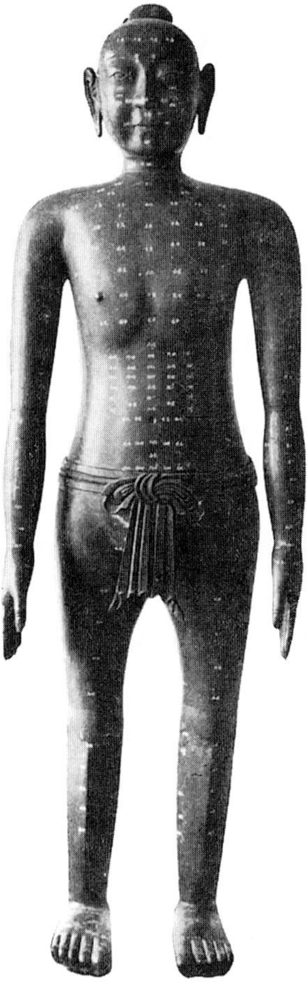

Antike Plastik mit Meridianen

In der Traditionellen Chinesischen Medizin bilden die Meridianlehre und die Organlehre (Zang Fu) gemeinsam die Grundlage der Physiologie.

Der Begriff Meridian ist eine Übersetzung jesuitischer Missionare, die die Linien auf chinesischen medizinischen Abbildungen mit den Meridianen westlicher Weltkarten in Verbindung brachten. Besser wäre es von Gefäßen zu sprechen (Anmerkung des Autors: wir passen uns jedoch der Konvention an und werden im weiteren Verlauf ebenfalls von Meridianen sprechen), durch die Qi und Blut fließen. Wie bereits bei der Organlehre ist auch dieser Begriff funktionell und nicht anatomisch aufzufassen.

Es gibt etwas mehr als 360 Körperakupunkturpunkte, die über 12 Meridiane, 8 außerordentliche Meridiane und 15 Kollateralen verteilt sind. Abseits der Meridiane gibt es Extrapunkte mit einer breiten Allgemeinwirkung. Für eine ausführliche Besprechung der außerordentlichen Meridiane, Kollateralen und Extrapunkte verweisen wir auf die einschlägigen Lehrbücher. Für diese kleine Einführung beschränken wir uns auf die Nennung der 12 Hauptmeridiane.

Jeder der 12 Meridiane besteht aus einem Yin- und einem Yang-Ast. Die Yin-Äste verlaufen entlang der Innenseite der Arme und Beine und auf dem Rumpf. Die Yang-Äste befinden sich an der Außenseite der Arme und Beine, auf dem Rücken, an der lateralen Rumpfseite und am Kopf.

	Yin		**Yang**	
Hand	Herz	(xin)	Dünndarm	(xiaochan)
	Perikard	(xin bao)	Dreierwärmer	(san jiao)
	Lunge	(fei)	Dickdarm	(da chang)
Fuß	Niere	(shen)	Blase	(pang guang)
	Leber	(gan)	Gallenblase	(dan)
	Milz	(pi)	Magen	(wei)

Die Bezeichnung der Meridiane richtet sich nach den ihnen zugeordneten Organen.

Meridiane (Gefäße)

Meridiane werden therapeutisch genutzt zur Akupunktur, Akupressur oder Meridianmassage.
Schmerzpunkte auf einem Meridian haben diagnostische Bedeutung. Ein erfahrener Therapeut kann feststellen, ob im Einflußgebiet eines Meridians eher eine Fülle oder eine Leere bzw. Hitze oder Kälte vorliegt.

Zwei wichtige Kollateralen sind du mai (Yang, Lenkergefäß) und ren mai (Yin, Konzeptionsgefäß), die den Körper auf der Vorder- und Rückseite jeweils in zwei Hälften teilen.

Jeder Meridianpunkt hat einen eigenen Energiehaushalt.

Ohrakupunktur

In der Ohrakupunktur wird das Ohr zur Behandlung von Krankheiten genadelt. Im Altertum kannte man Ohrakupunktur nicht nur in China, sondern auch ägyptische, indische und griechische Schriften beschreiben das Einbringen von Nadeln ins Ohr zur Behandlung von Ischialgien oder zum Zwecke der Empfängnisverhütung. Die moderne Ohrakupunktur, die seit etwa 35 Jahren betrieben wird, hat ihr Ansehen insbesondere dem französischen Akupunkteur und Neurochirurg Paul Nogier zu verdanken. Seine umfangreichen Forschungen haben nicht nur im Westen, sondern auch in China selbst zu einer Renaissance der Ohrakupunktur geführt. Heute wird die Ohrakupunktur bei zahlreichen Krankheitsbildern als vollwertige Alternative zur Körperakupunktur eingesetzt.

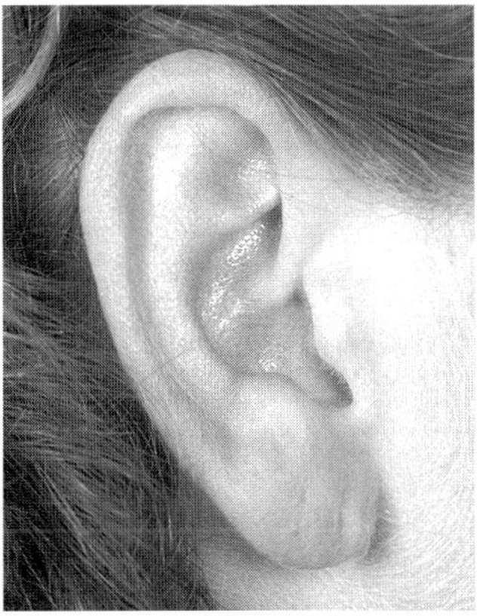

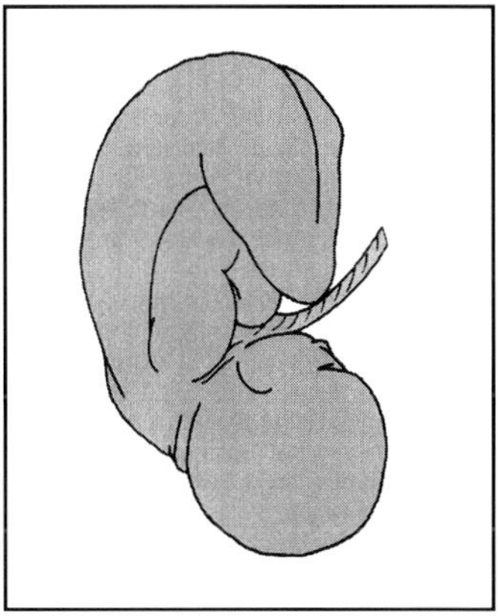

Ohr-akupunktur

Alle Körperteile, Organe und Funktionen sind am Ohr repräsentiert. Projiziert man einen menschlichen Fötus in seiner typischen intrauterinen Haltung auf das Ohr (Kopf in Höhe des Ohrläppchens, Rücken entlang der Helix), dann sieht man, welche Gebiete am Ohr welchen Körperregionen entsprechen (Reflexzonen). Solche Reflexzonen nutzt man auch bei der Akupunktur von Nase, Gesicht, Schädel, Fuß und Hand.

Es gibt am Ohr etwa 200 Punkte, deren Stimulation einen Effekt auf die entsprechende Körperregion hat. Dieser Effekt wird möglicherweise begünstigt durch die reichhaltige Durchblutung und Nervenversorgung des Ohres. So sieht man beispielsweise bei Pneumonien häufig, daß das entsprechende Hautgebiet am Ohr (Lungenpunkt) ekzematös verändert ist oder schmerzt. Chronische Rückenschmerzen äußern sich am Ohr als Knorpelveränderungen der Helix.

Ein Erklärungsansatz, der vor allem in China Anhänger findet, wird unter dem Kürzel ECIWO (embryo containing information of the whole organism) zusammengefaßt. Nach diesem Ansatz kennt der menschliche Körper verschiedene ECIWO. Jedes ECIWO besteht aus Zellen, in denen sich die embryonale genetische Information trotz späterer Spezialisierung erhalten hat. Demnach wären neben dem Ohr auch die Nase, das Gesicht und der Schädel ECIWO.

Ohrakupunktur wird ausgesprochen erfolgreich zur Schmerzbekämpfung eingesetzt.

Körperakupunktur

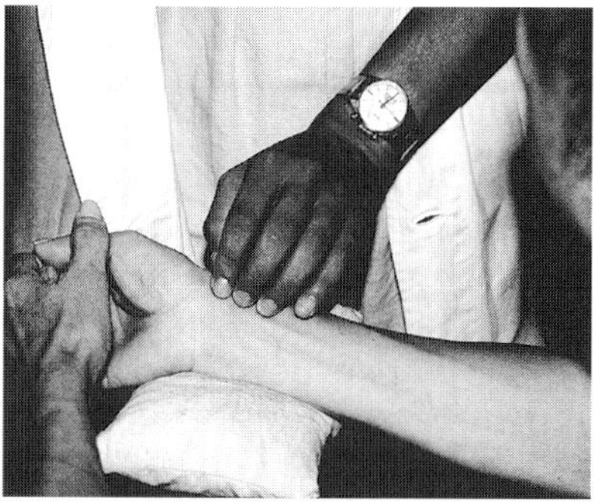

Pulsdiagnostik

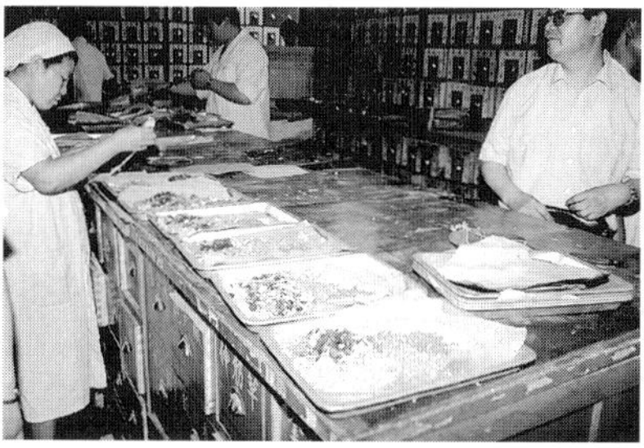

Chinesische Apotheke

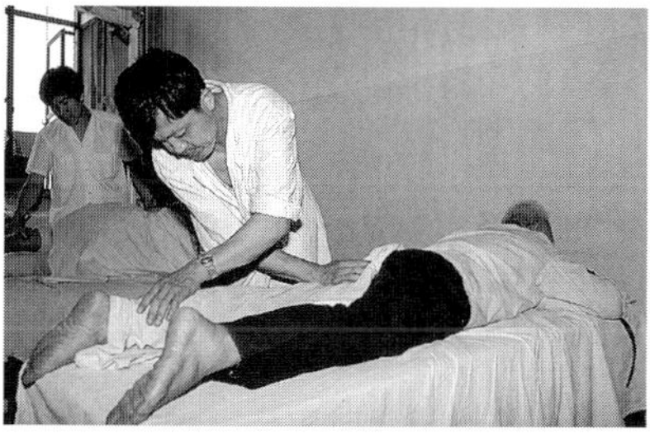

Massage

Körperakupunktur

Die Körperakupunktur ist die älteste aller bekannten Akupunkturformen und steht damit den Körper- und Krankheitskonzepten der Traditionellen Chinesischen Medizin besonders nahe. Sie ist auch die bekannteste und am häufigsten angewandte Akupunkturform.

In der Körperakupunktur spiegelt sich die Gedankenwelt der altchinesischen Ärzte hinsichtlich der Energieströme im Körper wider. Die Energie strömt durch Gefäße; sie kennt Quellen, Schleusen, Kreuzungen usw. Dies erzeugt das Bild eines großen Bewässerungssystems mit all seinen Dämmen, Versperrungen und Überflutungen. Man erkennt, daß dieses Bild sich eng an die Realität der chinesischen Landschaft mit Landwirtschaft und Reisanbau hält. Indem man entlang der Meridiane Nadeln in definierte Punkte sticht, versucht man, Behinderungen des Energiestroms aufzuheben bzw. träge Strömungen zu beschleunigen. Angesichts der großen Komplexität unseres »Bewässerungssystems« sollte man immer nur eine begrenzte Anzahl Nadeln stechen, da sonst die Übersicht über erwünschte und unerwünschte Effekte verloren geht.

Im Chinesischen hat jeder Punkt einen eigenen Namen, während die westlichen Akupunkteure die Meridianbezeichnung mit einer Nummer kombinieren. Manchmal bezeichnet der Name die anatomische Lokalisation des Punktes, manchmal das Gefühl, das die Nadel an dieser Stelle erzeugt (Qi-Typ) und manchmal die Erkrankung, die von hier aus am besten bekämpft wird.

So bedeutet shen men beispielsweise Pforte der Seele. Dieser Punkt beeinflußt vor allem die seelische Kondition des Patienten. Dieser Name spricht für sich, wogegen He7 (7. Punkt des Herzmeridians) keinerlei Hinweis auf die Bedeutung des Punktes enthält. Auch wenn die Körperakupunktur mit der Ohrakupunktur vieles gemeinsam hat, müssen wir die beiden Disziplinen aus praktischen Gründen deutlich voneinander unterscheiden.

Zu den Disziplinen der Traditionellen Chinesischen Medizin gehören außer der Körperakupunktur die Puls- und Zungendiagnostik, die Ernährungslehre, die (sehr umfangreiche) Kräuterheilkunde, die Atmungstechnik und die Massage.

Praktischer Teil

Akupunktur in der Behandlung des Lumbalsyndroms

Definition

In über 90% der Fälle mit Kreuzschmerzen stecken degenerative Veränderungen an den Bandscheiben dahinter. Am häufigsten sind die Lumbalsyndrome mit 60%, gefolgt von den Zervikalsyndromen mit 30% und den Thorakalsyndromen.

Das typische Lumbalsyndrom ist charakterisiert durch Kreuz- und Lendenschmerzen (Lumbago). Findet sich zusätzlich eine Ausstrahlung ins Bein, manchmal in Verbindung mit Gefühlsstörungen oder Lähmungen, spricht man von Lumboischialgie. Wichtig ist die Unterscheidung, ob es sich um eine radikuläre oder pseudoradikuläre Symptomatik handelt. Beim radikulären Lumbalsyndrom drückt Bandscheibengewebe auf die Nervenwurzel und verursacht intensive Schmerzen, die auf das Versorgungsgebiet der betroffenen Wurzel beschränkt sind; zusätzlich finden sich meist Sensibilitätsstörungen, abgeschwächte Reflexe, motorische Ausfälle und Muskelatrophie in diesem Bereich. Pseudoradikuläre Schmerzen beruhen auf Reizzuständen in Muskeln, Sehnen oder Gelenken, vorwiegend durch Erkrankungen der kleinen Wirbelgelenke bedingt. Leitsymptom ist der reflektorische Muskelhartspann – nicht immer im erkrankten Segment, sondern teilweise auch weit davon entfernt. Im Gegensatz zu radikulären Störungen fehlen Reflexausfälle und Muskelatrophie; die sensomotorischen Reiz- und Ausfallerscheinungen sind nicht streng radikulär begrenzt.

Sozialmedizinische Bedeutung

20% aller Krankschreibungen und 50% aller vorzeitigen Rentenanträge sind durch bandscheibenbedingte Erkrankungen verursacht. Nach Schätzungen gaben die Krankenkassen für die Behandlung von Rückenleiden im Jahr 1993 etwa 30 Milliarden DM aus. Die dadurch verursachten betrieblichen und volkswirtschaftlichen Kosten werden auf ca. 120 Milliarden DM im Jahr veranschlagt. In einer Allgemeinpraxis machen diese Erkrankungen etwa 10% des Krankenguts aus, in einer orthopädischen Fachpraxis nahezu 50%. Das Rückenleiden hat sich damit inzwischen zur teuersten Krankheit moderner Industrienationen entwickelt.

Konventionelle Therapie und Trends

Der Trend geht heutzutage von der einstmalig großzügig gestellten Operationsindikation weg. Heute würden wir 70% unserer damaligen Bandscheibenoperationen nicht mehr durchführen, so verlauteten offizielle Stimmen aus der Staatlichen Orthopädischen Klinik in München. Nach einer von Nachemson (1992) publizierten Studie wird trotz intensiver Diagnostik bei etwa 80% der Patienten mit Rückenschmerzen keine spezifische Ursache gefunden (5).

Etwa 10% der Lumbalsyndrome müssen operiert werden. Gründe für eine Operation sind Beinlähmungen und das Kauda-Kompressionssyndrom. Die Therapie der Wahl ist konservativ. Neben der Gabe von Analgetika stehen die frühzeitige Mobilisation, lokale Schmerztherapie und physiotherapeutische Anwendungen im Vordergrund. Dazu wird mit Krankengymnastik zur Muskeldehnung und Muskelkräftigung gearbeitet.

Kontraindikationen

- Alle Erkrankungen mit unklarer Diagnose
- Schwere psychiatrische Erkrankungen
- Krebsleiden (außer zur Schmerztherapie)
- Patienten unter Antikoagulantien

Wirksamkeit beim Lumbalsyndrom

Eine Behandlung mit Akupunktur wird von der Weltgesundheitsorganisation bei 41 Diagnosen als effektiv anerkannt, unter anderem bei Lumbalgie und Ischialgie.

Eine prospektive Doppelblindstudie der orthopädischen Universitätsklinik Bochum belegt die Wirksamkeit beim Lumbalsyndrom mit harten Daten (2). Bei pseudoradikulären Beschwerden schneidet die Nadelung sogar deutlich besser ab als die paravertebrale Applikation von Lokalanästhetika.

In einer weiteren Studie von Stux, Akupunktur Centrum Düsseldorf, ergab sich ebenfalls eine wirksame und lang andauernde Schmerzlinderung durch Akupunktur gerade bei chronischen Schmerzzuständen des Bewegungsapparates. Dabei zeigte die Gruppe der Patienten mit Lumbago und Ischias die besten Ergebnisse (7).

Behandlung

Die Dauer und Häufigkeit der Behandlungen richtet sich nach der individuellen Problematik. Zeitpunkt und Frequenz werden im Erstgespräch nach Abschluß eines Behandlungskontraktes festgelegt. Üblich sind 10 bis 15 Behandlungen in drei bis sechs Wochen. Die Dauer einer Akupunkturbehandlung beträgt ca. 45 min. Die Behandlung soll in einem ruhigen Raum auf einer bequemen Liege mit Zudecke stattfinden. Um den Maximaleffekt zu erzielen sollte der Klient kurz gewartet haben und während der Behandlung weder sprechen noch lesen. Vorzeitig abgebrochen wird eine Behandlung, wenn nach spätestens 10 Sitzungen weder subjektiv noch objektiv ein Erfolg erzielt wurde oder nachträglich eine Kontraindikation festgestellt wird. Die eigentliche Behandlung besteht aus der Nadelung von drei spezifischen Ohrpunkten und sechs spezifischen Körperpunkten. Der Klient liegt auf einer bequemen breiten Liege, entweder seitlich oder auf dem Bauch. Die Ohrpunkte und die Körperpunkte werden auf der Seite genadelt, wo sich das Schmerzsyndrom befindet. Ist es mittig lokalisiert, nadelt man das Ohr der Händigkeit und die Körperpunkte beidseits.

Organisation, Rechtsprechung, Finanzen

Akupunktur in der öffentlichen Meinung

84% der Bundesbürger wünschen sich mehr natürliche Heilmethoden in der Medizin. Zwei Drittel der Ärzte befürworten die häufigere Anwendung naturheilkundlicher Behandlungsmethoden. Die Akupunktur steht bei diesen Therapiewünschen an erster Stelle. 74,4% der Deutschen meinen, daß die therapeutischen Möglichkeiten der Akupunktur innerhalb der heutigen Medizin noch nicht ausreichend genutzt werden. Dabei glauben nur 6,3%, daß eine notwendige Eigenbeteiligung an den Kosten der Akupunktur ein wichtiger Grund für die unzureichende Nutzung der Akupunktur sei (4).

Wirksamkeitsnachweis

Die Wirkungsweise der Akupunktur ist bisher nicht endgültig erforscht. Auf der Grundlage vielfältiger Forschungsergebnisse wird meist die neurochemische Wirkungsweise über Transmitter und Endorphine als Erklärung herangezogen: Als Antwort auf den Akupunkturreiz kommt es zur Ausschüttung körpereigener Endorphine, wodurch offenbar die Schmerzleitung auf unterschiedlichen Regulationsebenen blockiert wird (6).

Daß hinter den 361 klassischen Akupunkturpunkten tatsächlich morphologisch-histologisch faßbare Struk-

turen stecken, konnte der Anatom Prof. Heine von der Universität Witten-Herdecke nachweisen (3).
Auch eine szintigraphische Darstellung der Akupunkturmeridiane gelang inzwischen mittels radioaktiver Tracers durch Darras, Paris (1).

Qualifikationsnachweis

Weder der Gesetzgeber noch die Landesärztekammern verlangen gesonderte Qualifikationsnachweise von den Ärzten für die Akupunktur. Führende ärztliche Akupunkturgesellschaften verabschiedeten 1995 Qualitätsrichtlinien, die eine 350stündige Fortbildung als Vorschlag beinhalten. Vor 1998 ist allerdings mit einer Zusatzbezeichnung Akupunktur nicht zu rechnen.

Arzthaftung

Eine dürftige Diagnose gilt laut der Entscheidung des OLG Frankfurt vom 15. 3. 1994 (8U 158/93) als Behandlungsfehler. Versäumnisse in diesem Bereich führen nicht selten dazu, daß dem Kläger Beweiserleichterungen bis hin zur Beweislastumkehr gewährt werden. Ferner verlangt die Rechtsprechung, daß eine Aufklärung um so intensiver durchzuführen ist, je weiter sich die geplante Therapie von der Schulmedizin entfernt. Eine »schulmedizinische« Abklärung auch mittels technisch-apparativer Diagnostik ist also vor jeder »alternativen« Heilbehandlung dringend anzuraten.

Haftpflichtversicherung

(Cave: Klausel). Mitversichert sind dabei in der Regel Behandlungen und Apparate, soweit sie in der Heilkunde anerkannt sind. Es empfiehlt sich, vor dem Einsatz umstrittener Verfahren beim Versicherer nachzufragen und für eine ausdrückliche Deckungsklarstellung zu sorgen (evtl. durch Prämienzuschlag).

Abrechnung

Die Akupunktur ist als Schmerztherapie vom Bundesministerium für Gesundheit als offizielle Behandlungsmethode in die neue Gebührenordnung für Ärzte (GoÄ vom 1. 1. 1996) aufgenommen worden (s. Tab. unten).

C Sonderleistungen
269 Akupunktur (Nadelstich-Technik) zur Behandlung von Schmerzen, je Sitzung

Gebührensatz	1,0	2,3	3,5
DM West	22,80	52,44	79,80
DM Ost	19,40	44,62	67,90

269a Akupunktur (Nadelstich-Technik) mit einer Mindestdauer von 20 Minuten zur Behandlung von Schmerzen, je Sitzung

Gebührensatz	1,0	2,3	3,5
DM West	39,90	91,77	139,65
DM Ost	33,95	78,09	118,83

Neben der Leistung nach Nummer 269a ist die Leistung nach Nummer 269 nicht berechnungsfähig.

Bei Kassenpatienten empfehlt sich eine Erklärung mit folgendem Wortlaut:

Ich, [Name], möchte anstelle der vertragsärztlichen Versorgung privatärztlich mit [Akupunktur] behandelt werden.
Ich bin darüber aufgeklärt worden, daß ich eine Privatrechnung erhalte und selbst bezahlen muß.

[Ort, Datum, Unterschrift Patient]

Gesetzliche Krankenversicherung

Ob die Kosten für die Akupunktur erstattet werden, liegt im Ermessen der Kassen, da diese Behandlung nicht zum Leistungskatalog der GKV gehört. Ca. 30% aller freiwilligen Kostenerstattungen der GKV entfallen derzeit auf die Akupunkturbehandlung. Zwingend erforderlich laut BSG ist ein Kostenübernahmeantrag, den der Patient vor Behandlungsbeginn bei seiner Kasse stellen muß. Eine weitere Voraussetzung für eine Erstattung ist, daß ein Vertragsarzt mit entsprechender »Qualifikation« den Patienten behandelt.

Private Krankenversicherung

Trotz Urteil des Bundesgerichtshofs zur Unwirksamkeit der sogenannten Wissenschaftlichkeitsklausel in den Musterbedingungen der privaten Krankenversicherungen (BGH, Urteil vom 23. 6. 1993; Az.: IV ZR 135/92) zeigte sich sehr bald, daß einzelne Versicherer weiterhin versuchten, bestimmte »alternative Heilmethoden« von der Erstattung auszuschließen.

Dieser Verfahrensweise hat das Landgericht Kleve mit einem Urteil Grenzen gesetzt (LG Kleve, Urteil vom 16. 2. 1994; Az.: 6 S 409/93). Das Gericht stellte fest, daß Akupunktur als Schmerztherapie bei chronisch intermittierender Lumboischialgie eine »medizinisch notwendige Heilbehandlung« sei, die von privaten Krankenversicherungen auch dann zu erstatten sei, »wenn vorher keine konventionelle Therapie versucht wurde«.

Praktische Grundregeln der Akupunktur

Akupunktur bedeutet nicht mehr und nicht weniger als »Stechen mit einer Nadel«, und zwar im Sinne der Nadelungstechnik und nicht im Sinne dessen, was mit Akupunktur erreicht wird. Mit Hilfe des Stechens von Nadeln in definierte Hautpunkte lassen sich klar umschriebene Abläufe im Körper beeinflussen. Die Akupunkturpunkte werden dadurch zu Schnittstellen der Kommunikation zwischen Akupunkteur und Patient. Der Arzt greift in die Erkrankung des Patienten ein, indem er energetische Unbalancen wieder ins Gleichgewicht und blockierte Energieströme wieder zum Fließen bringt.

Durch die Nadeln wird dem Körper kein externer Stoff zugeführt, allerdings wirken bestimmte Techniken energieverstärkend und andere energiedämpfend. Immer gilt jedoch, daß ein guter Akupunkteur sich das vorhandene höchsteigene Energie-Profil des jeweiligen Patienten zunutze macht.

Meist erzeugt die Nadelung einen geringen Schmerz in dem Moment, wo die Nadel in die Haut eindringt. Hat die Nadel erst einmal die Haut durchbohrt, tritt kaum noch Schmerz auf und kann im Unterhautgewebe der Punkt gesucht werden, der die gewünschte Empfindung (Qi-Gefühl) hervorruft. Ein geübter Akupunkteur ist in der Lage, eine Nadel schnell und zielsicher und damit praktisch schmerzlos zu setzen.

Ohrakupunktur

Bei Durchführung der Ohrakupunktur sind die folgenden Regeln zu beachten:

- Am Ohr entsteht kein Qi-Gefühl, wodurch die Kontrolle durch den Patienten wegfällt. Der Akupunkteur muß darum die Akupunkturpunkte sehr genau kennen.
- Es wird nicht lotrecht zur Haut, sondern in einem Winkel von 10° – 20° gestochen.
- Während des Nadelns unterstützt der Akupunkteur den Kopf des Patienten, um zu vermeiden, daß dieser sich durch eine unkontrollierte Bewegung zur Nadel hin oder von der Nadel weg bewegt.
- Die Nadeln können mit einer drehenden Bewegung eingebracht werden.
- Genadelt wird in einer schnellen und zügigen Bewegung. Das erspart dem Patienten Schmerzen.
- Ohrakupunkturnadeln messen im allgemeinen 0,25 × 13 mm.
- Es wird immer mit sterilen Einwegnadeln gearbeitet. Nach Gebrauch gehört eine Nadel in den Abwurfbehälter. Bei kleinen Nachblutungen, die am Ohr häufiger auftreten, läßt man den Patienten selbst mit dem Tupfer die Einstichstelle abdrücken.
- Vor und nach jeder Behandlung wäscht man sich die Hände.

- Vor dem Nadeln wird die Haut mit Alkohol oder Chlorhexidin gereinigt.

Körperakupunktur

Die Technik bei Körperakupunktur verläuft wie folgt:

- Um ein Nachgeben der Haut zu vermeiden, muß diese straff gezogen werden. Dies ist im allgemeinen die Aufgabe der freien Hand. Man kann die Haut aber auch mit dem Mittel- und Ringfinger der nadelführenden Hand straffen, während die Nadel zwischen Daumen und Zeigefinger gehalten wird.
- Wenn nicht ausdrücklich anders erwähnt, wird lotrecht zur Haut gestochen.
- Das Treffen des Meridians ist wichtiger als das exakte Treffen des Punktes. Es hilft, den Verlauf des Meridians auf der Haut vorzuzeichnen.
- Die Nadel nicht drehen und auch nicht mit einer drehenden Bewegung einbringen. Zur Erzeugung des Qi-Gefühls kann man die Nadel geringfügig auf und nieder bewegen oder mit dem Fingernagel am Nadelschaft kratzen. Denkt man, die Richtung verfehlt zu haben, zieht man die Nadel bis unter die Epidermis zurück und schiebt erneut in die gewünschte Richtung vor.
- Gibt der Patient Qi-Gefühl an, befindet sich die Nadel im Akupunkturpunkt. Qi-Gefühl ist die Empfindung, die entsteht, wenn die Nadel »Qi hat«. Qi-Gefühl kann sich an jedem Punkt anders äußern. Die Empfindung

kann ein geringfügiges, manchmal ausstrahlendes Schmerzgefühl sein oder das Gefühl eines elektrischen Schlages. Es kann sich auch taub, heiß oder kalt anfühlen. Man bereitet den Patienten auf diese Empfindung vor. Qi-Gefühl tritt entweder auf oder nicht. Wenn es auftritt, erkennt der Patient es sofort, und der Akupunkteur weiß, daß die Nadel richtig sitzt.

- Sobald Qi-Gefühl auftritt, beläßt man die Nadel in dieser Position. Ohne Qi-Gefühl ist der Versuch sinnlos und man entfernt die Nadel wieder.
- Zur Entfernung der Nadel unterstützt man die Haut mit einem Wattetupfer und drückt diesen nach Entfernung der Nadel kurz auf die Einstichstelle.
- Körperakupunkturnadeln sind länger als Ohr- und Gesichtsakupunkturnadeln (0,3 × 25 mm). Die Verwendung kurzer Nadeln hat bei Körperakupunktur keinen Sinn!

Nadeln und Nadelungstechniken

Nadeln

Im Prinzip unterscheidet man zwei Nadeltypen: kurze, gedrungene Nadeln für die Ohrakupunktur (Flaumnadel) und lange, dünne Nadeln für die Körperakupunktur (Riesennadel). Das Korpus von Akupunkturnadeln ist entweder aus Silber gefertigt (sedierend) oder aus Gold (stimulierend). Goldnadeln werden bevorzugt in der Ohrakupunktur verwendet. Der Nadelgriff kann glatt oder rauh sein, aus Kunststoff oder Metall. Manche Nadeln haben lange Griffe aus gewundenem Metall, an denen ein Moxakegel haften kann und die somit auch erwärmbar sind. Solche Nadeln werden insbesondere eingesetzt zur Behandlung von Leerezuständen und von Zuständen, in denen Kälte eine Rolle spielt. Aus praktischen Gründen wird weltweit fast ausschließlich mit Metallnadeln gearbeitet.

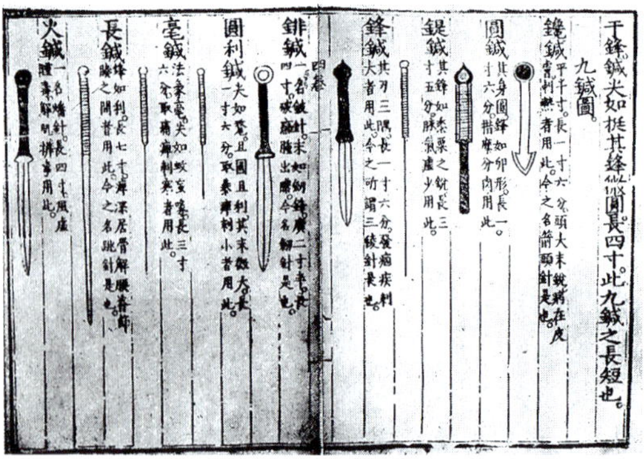

Neun verschiedene Nadeltypen, China, 1601

Bestimmte Manipulationen der Nadel entscheiden mit darüber, ob die Wirkung eher stimulierend oder sedierend ist.

Für die Ohrakupunktur empfehlen sich Flaumnadeln mit einem gewundenen Handgriff aus Zink. Der gewundene Handgriff ist gut zu halten und leicht zu manipulieren.

Für spezielle Indikationen werden in China manchmal sehr viel längere Nadeln verwandt. Der Punkt Gb30 im Hüftbereich (húantiào, Gallenblase) wird beispielsweise mit einer Nadel von 100 mm Länge gestochen, um in die Nähe des tiefliegenden Nervus ischiadicus zu gelangen. Auch im Gebiet des Blasenmeridians entlang der Rückenmuskulatur werden längere Nadeln (50 mm) verwendet.

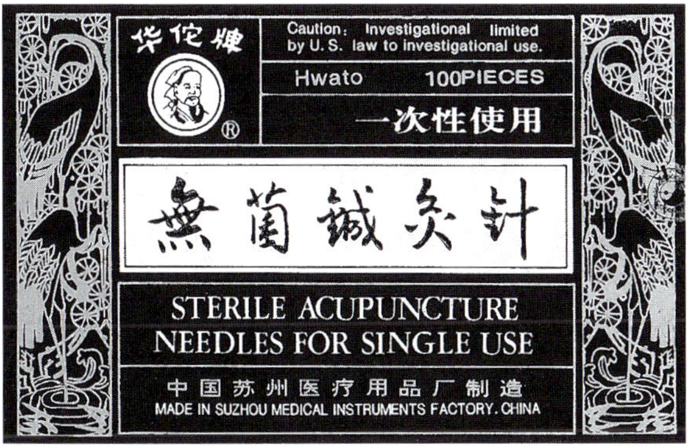

Moderne Nadelverpackung, China, 1995

Zum Ausschluß eines Infektionsrisikos darf man Akupunkturnadeln nur einmal benutzen. Metallnadeln lassen sich natürlich auch sterilisieren.

Hygiene

Eine normale Körperhygiene und die einfache alltägliche Reinigung der Ohren genügt, um einer Verunreinigung der Einstichstellen mit Hautbakterien vorzubeugen. Auch Dauernadeln können ohne Infektionsgefahr mindestens eine Woche lang in situ bleiben.

Während der Behandlung kann es vorkommen, daß eine Nadel in die Kleidung des Patienten fällt. Man läßt den Patienten dann die Nadel suchen. Nesteln Sie nie selbst an Kleidungsstücken des Patienten herum.

Im Umgang mit Akupunkturnadeln verhält man sich so, als ob jeder Patient HIV-positiv wäre. Nur so stellt man auch bei häufiger Anwendung sicher, daß man die Nadeln ohne Angst und mit wachem Verstand hantiert.

Entfernt werden Akupunkturnadeln mit einer Hand. Nach Gebrauch wirft man die Nadel in einen Becher mit Alkohol oder in einen speziellen Abwurfbehälter für Injektionsnadeln.

Es kann vorkommen, daß ein Akupunkturpunkt ein wenig nachblutet. Man läßt den Patienten dann den Punkt mit einem Wattetupfer abdrücken oder schließt die Punktionsstelle für einige Minuten mit einer kleinen Kocher-Klemme.

Nadelungstechnik

Für die Ohr- und für die Körperakupunktur gilt, daß man sich vor dem Einstechen der Nadel gut orientiert. Stellen Sie jederzeit sicher, daß Sie den Punkt sehen können. Das Zusammenspiel zwischen der nadelführenden und der freien Hand ist – insbesondere in der Ohrakupunktur – von großer Bedeutung. Schreckbedingte und abwehrende Bewegungen des Patienten müssen rechtzeitig erahnt und abgefedert werden, um ihm/ihr unnötige Schmerzen zu ersparen. Bei der Ohrakupunktur wird die Nadel immer an dem der Nadelspitze zugewandten Ende des Handgriffs festgehalten. Die Hände des Akupunkteurs müssen trocken sein. Feuchte Hände reagieren sehr gut auf Reinigung mit Alkohol. Wenn irgend möglich, gebraucht man den kleinen Finger und den Ringfinger der nadelführenden Hand, um die Einstichbewegung zu stabilisieren. Beide Finger finden dazu Halt am Kopf des Patienten in der Nähe des Ohres.

Auch die langen Nadeln der Körperakupunktur werden stabilisiert, indem man sie nahe der Nadelspitze festhält. Dies kann bedeuten, daß man eine solche Nadel nicht am Handgriff, sondern am Korpus festhält. Lassen Sie aber immer mindestens 1 cm zwischen Nadelspitze und Finger frei.

In jedem Fall sollten die Nadeln (aus haftungsrechtlichen Gründen) nach der internationalen Sicherheitsnorm GMP (good manufacturing practice) hergestellt sein.

Vom Einstich fühlt der Patient am wenigsten, wenn die Haut mit einer zügigen und fließenden Bewegung überwunden wird. Ist die Haut einmal durchbohrt, wird beim weiteren Vorschieben der Nadel kein Schmerz mehr gefühlt. Bei der Körperakupunktur gelingt es manchmal, einen Akupunkturpunkt zu betäuben, indem man ihn vor dem Einstich kurz mit einem Finger akuprimiert. Von dem darauffolgenden Einstich fühlt der Patient dann gar nichts mehr.

Die Flaumnadeln der Ohrakupunktur werden mit einer kurzen und schnellen, nach rechts gerichteten Drehbewegung eingebracht. Achten Sie darauf, daß die Nadel nicht tief im Ohrknorpel fixiert wird.

Stimulierung/Sedierung

Zur Stimulierung eines Punktes kann man eine Akupunkturnadel zwischen Daumen und Zeigefinger nach rechts drehen. Dabei ist es wichtig, daß der Zeigefinger die Nadel dreht, während Daumen und Hand nicht bewegt werden. Die Abbildung zeigt diese Technik während der Nadelung von Di4.

Zur Sedierung eines Punktes wird die gleiche Technik angewandt. Nun wird die Nadel jedoch nach links

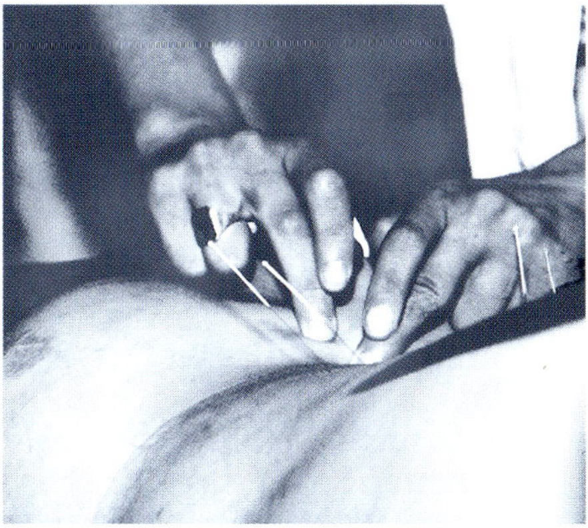

Poliklinische Akupunktur in China...

...mit Gebrauch unterschiedlicher Nadeltypen

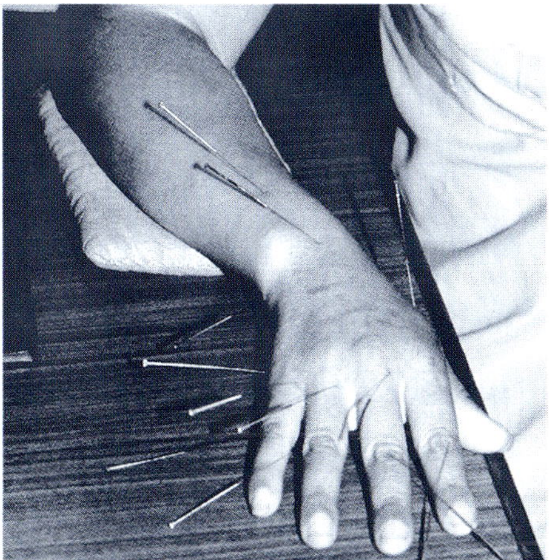

gedreht und gleichzeitig auf und ab bewegt. Man beachte, daß die Technik zur Sedierung sich damit einer heftigeren Bewegung bedient als die Technik zur Stimulation.

Die drei Ohrpunkte

Vorbereitungen zur Ohrakupunktur

- Die Akupunktur findet in einem ruhigen und gut ventilierten Raum statt. In einem Radius von 1,50 m um den Patienten herum befinden sich keine Möbel oder andere Gegenstände. Werden mehrere Personen akupunktiert, beträgt der Abstand zwischen jeweils zwei Personen mindestens 2,50 m.
- Besonders wichtig ist eine helle Beleuchtung. Am besten ist gedämpftes Tageslicht. Wird eine Kunstlichtquelle eingesetzt, dann muß diese vor der Akupunktur so instal-

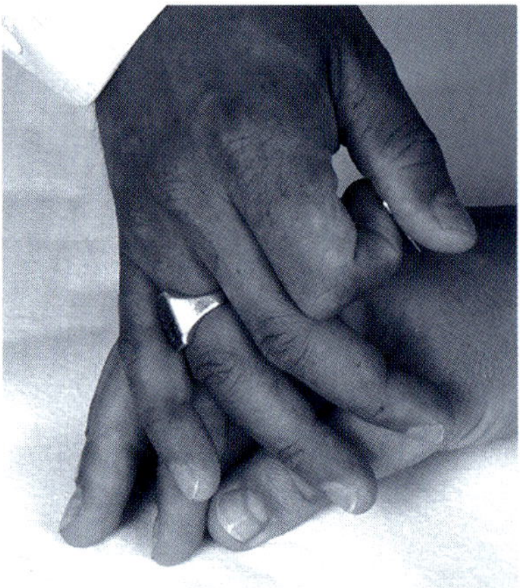

liert werden, daß Kopf und Oberkörper des Patienten von lateral gut ausgeleuchtet sind. Am besten geeignet ist eine kleine, aber hellc fahrbarc Lampc.

- Der Arzt sitzt entspannt auf einem fahrbaren, in der Höhe verstellbaren Hocker.
- Der Patient sitzt auf einem feststehenden Stuhl mit Armlehnen und einer möglichst hohen Rückenlehne. Beide Füße stehen auf dem Fußboden. Die Beine befinden sich entspannt nebeneinander.

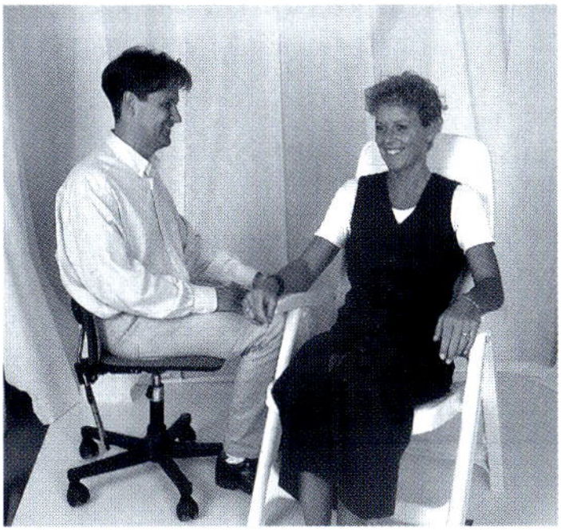

- Antiaggressionspunkt, Wirbelsäulenpunkt und Shen Men (Ohrpunkt 55) werden aus der seitlichen Position (Pos. II) genadelt.

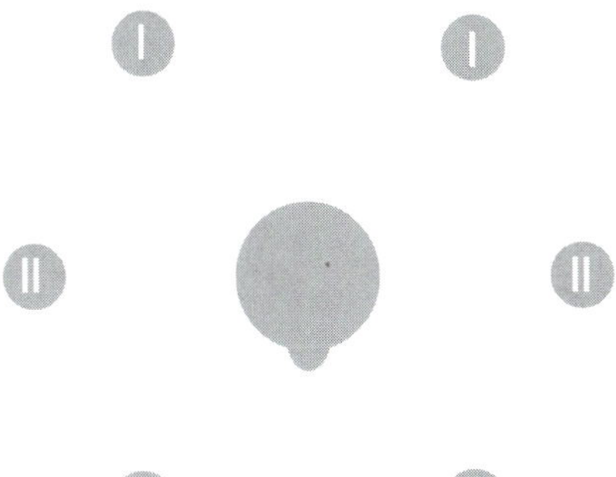

- Zu einer fehlerfreien Nadelungstechnik gehört absolute Nadelkontrolle. Die Nadel wird daher nicht am äußeren Ende des Handgriffs festgehalten, sondern an seinem inneren Ende. Was dann noch fehlt, ist Übung, ein gutes Auge und eine ruhige Hand.
- Die Nadel entfaltet maximale Wirkung, wenn sie in einem Winkel von 15° eingebracht und leicht im Ohrknorpel fixiert wird.
- Nach Nadelung der drei Ohrpunkte bleiben die Nadeln etwa 30 Minuten in situ.
- Meist ist das Ohr jetzt auch infolge der zugenommenen Durchblutung gerötet und erwärmt, was sich leicht mit dem Handrücken überprüfen läßt (links-rechts-Vergleich).

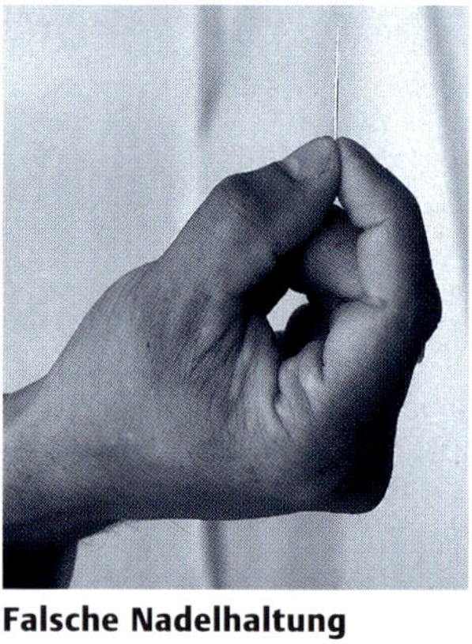
Falsche Nadelhaltung

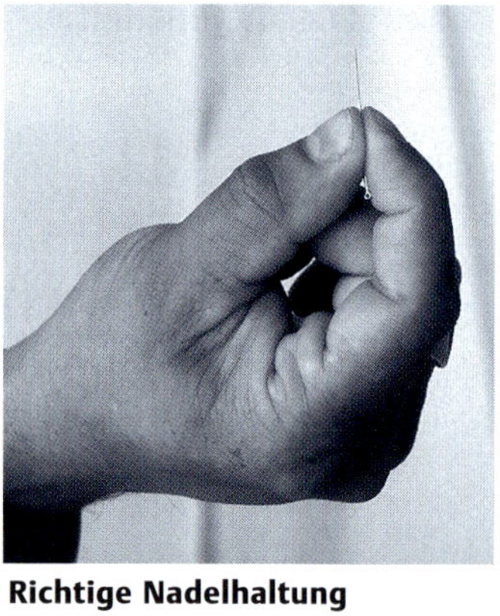
Richtige Nadelhaltung

Übersicht Ohr

Das Ohr muß gut ausgeleuchtet sein. Achten Sie auf Tiefe und Kontrast.
Man orientiert sich mit Hilfe der folgenden Strukturen:

1 **Helixwurzel**
2 **Crus helicis**
3 **Helixknie**
4 **Helix**
5 **Tuberculum Darwinii**
6 **Lobulus**
7 **Crus superius anthelicis**
8 **Fossa triangularis**
9 **Crus inferius anthelicis**
10 **Anthelix**
11 **Antitragus**
12 **Incisura intertragica**
13 **Tragus**
14 **Concha superior**
15 **Concha inferior**

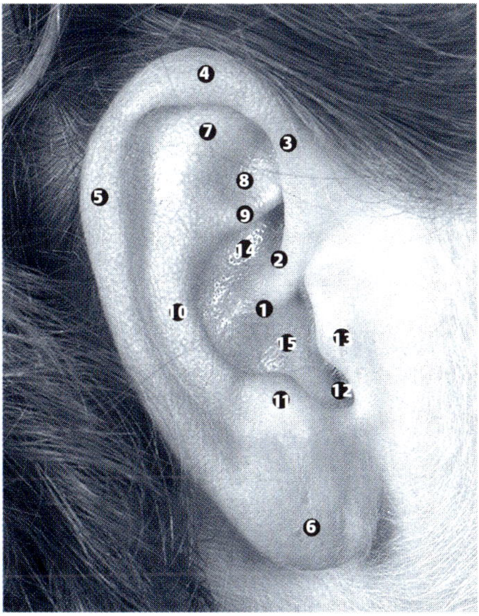

Areale der Wirbelsäule im Ohr
(vertikale Projektion der Wirbelsäule auf der Anthelix)

I Halswirbelsäule
II Brustwirbelsäule
III Lendenwirbelsäule
IV Kreuzbein
V Steißbein

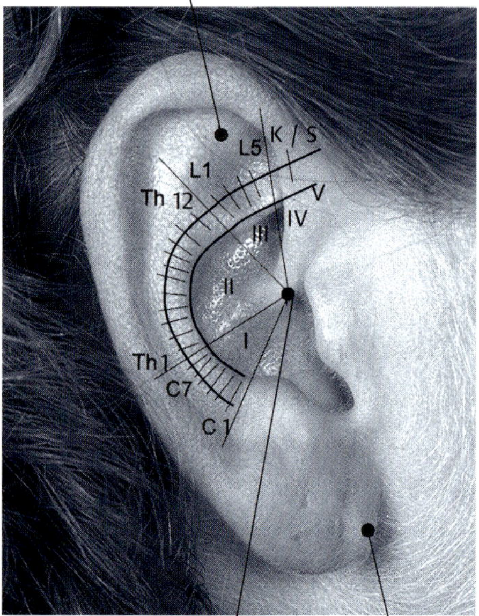

Ohrrelief im Querschnitt

(horizontale Projektion der Wirbelsäule auf der Anthelix)

I	Zone der paravertebralen Muskulatur und Bänder
II	Zone der Wirbelkörper
III	Zone der Bandscheiben
IV	Zone des vegetativen Grenzstranges

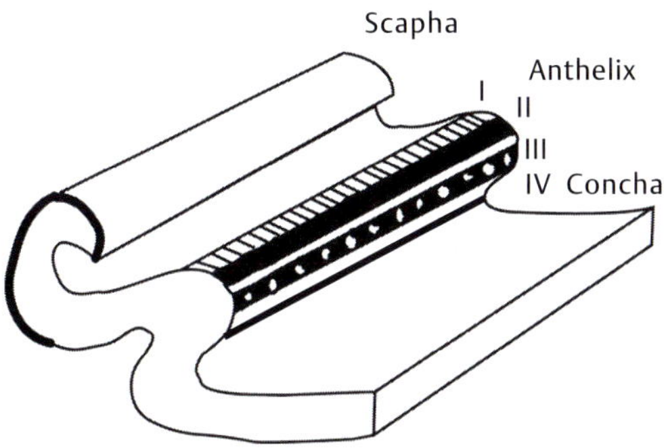

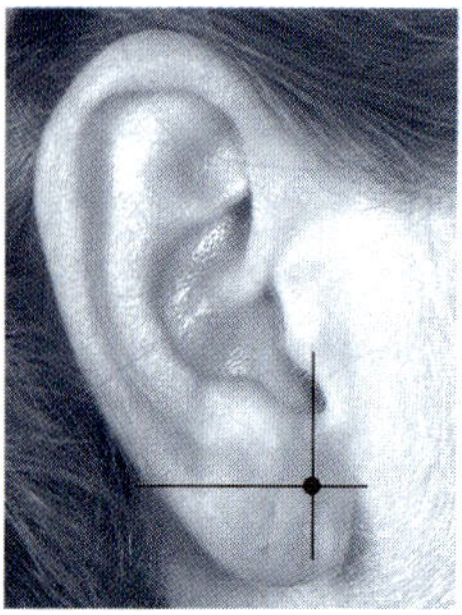

Antiaggressionspunkt

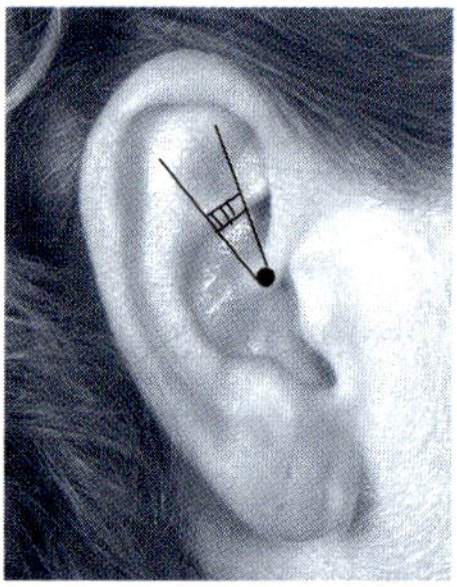

Wirbelsäulenpunkt

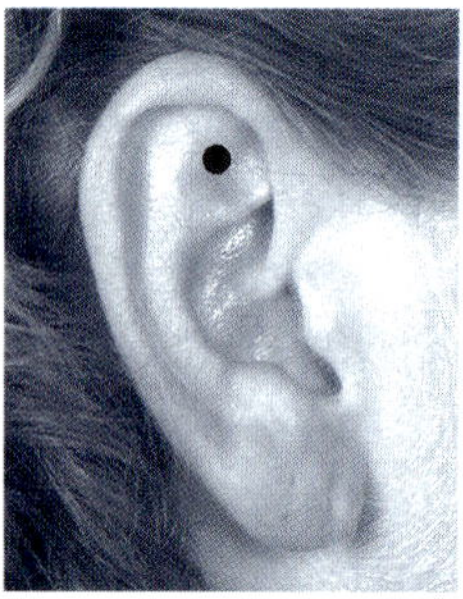

Shen Men (55)

Akupunktur

Antiaggressionspunkt

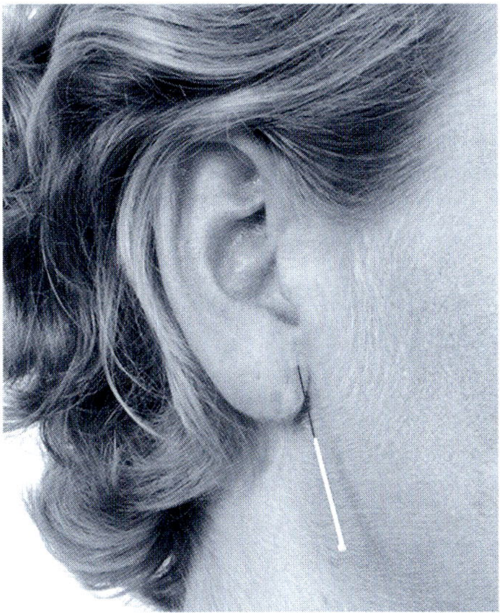

Nadel in situ

Wirkung

Über diesen Punkt lassen sich die Auswirkungen von Streßbelastungen abbauen. Er ist deshalb besonders bei chronischen Beschwerden und vor allem bei psychosomatischen Krankheitsbildern indiziert.

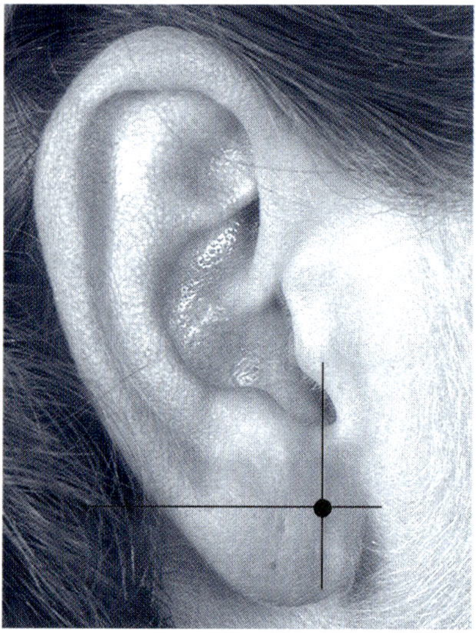

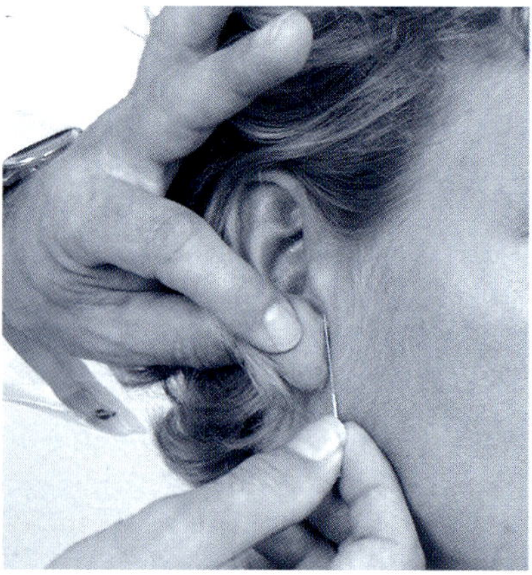

Lokalisation

Kaudal der Incisura intertragica findet sich eine kleine schräge Ohrläppchenfalte, welche auch als Streß-Furche bezeichnet wird. Die Zone am Anfang dieser Falte ist häufig algetisch und entspricht dem Antiaggressionspunkt – im Schnittpunkt einer vertikalen Linie durch die vordere Begrenzung der Incisura intertragica mit einer horizontalen Linie druch den Helix-Lobulus-Winkel.

Nadelung

Man läßt den Patienten bewußt in- und expirieren. Der Einstich erfolgt während einer Exspiration im Winkel von 90° zwischen Kutis und Knorpel.

Wirbelsäulenpunkt

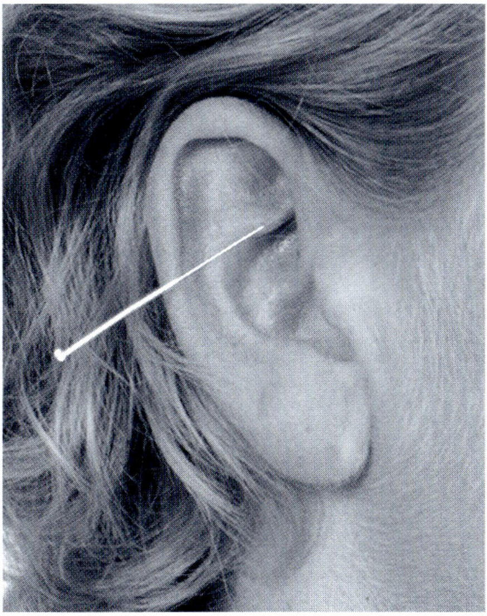

Nadel in situ

Wirkung

Analgetisch auf den jeweiligen Wirbelsäulenabschnitt.

Wirbelsäulenpunkt

Lokalisation

Als vertikale Achse im Ohr wird der Anthelix das Areal der Wirbelsäule zugeordnet. In einer meist zu tastenden kleinen Einkerbung der Anthelix (die breite Form des Anthelixreliefs wird hier schmal und scharfkantig) findet sich etwa in Höhe der Spitze der Fossa triangularis der Übergang Brustwirbelsäule – Lendenwirbelsäule. Die Lendenwirbelsäule und das Kreuzbein mit Steißbein projizieren sich anschließend auf etwa zwei gleich langen Strecken entlang dem Crus inferius anthelicis. Der betreffende Punkt ist meist algetisch und kann mit

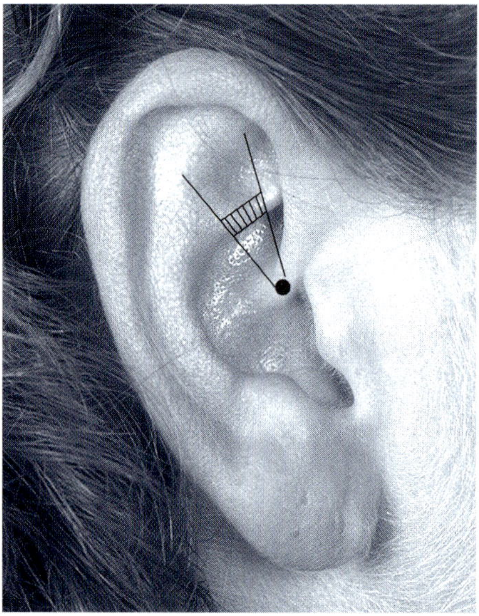

einem Zahnarztkugelstopfer Nr. 2 ertastet oder mit einem Neuralstift (z.B. von Svesa) durch Aufleuchten der Diode gefunden werden. Dabei projizieren sich die Wirbelkörper auf dem Scheitel der Anthelix. Die paravertebrale Muskulatur liegt auf der Scapha bzw. der Fossa triangularis. Die Zone der Bandscheiben liegt in Richtung Concha.

Nadelung

Man läßt den Patienten bewußt in- und expirieren. Der Einstich erfolgt während einer Exspiration im Winkel von 90° zwischen Kutis und Knorpel.

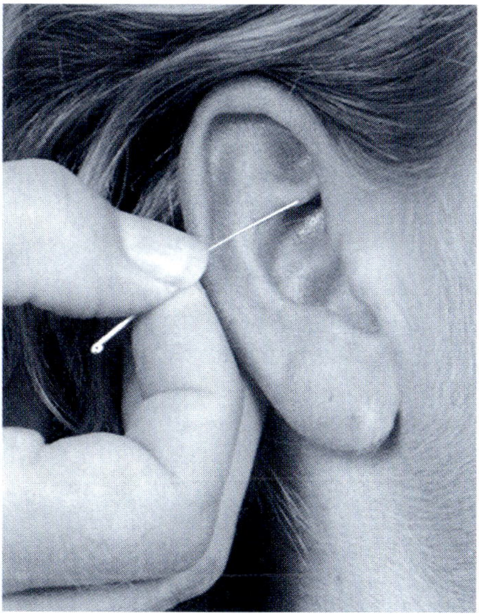

Shen Men (Ohrpunkt 55)

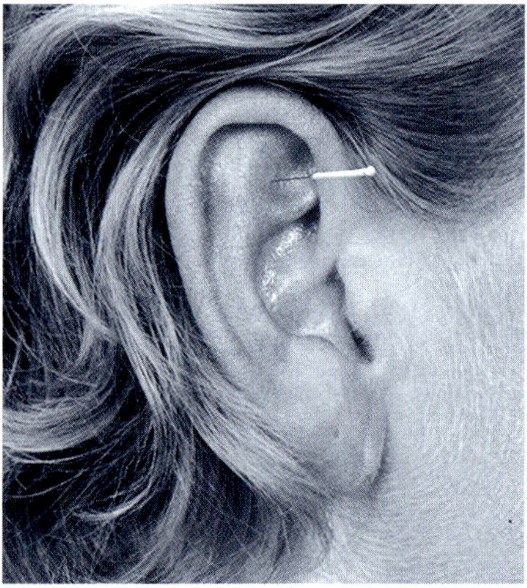

Nadel in situ

Wirkung

Shen Men, auch »Tor der Götter« genannt ist einer der bedeutensten Punkte der Analgesie über die Ohrmuschel. Außerdem hat der Punkt entzündungshemmende und beruhigende Wirkung. Ferner wird ihm eine entkrampfende Wirkung mit besonderem Bezug zur gesamten Paravertebralmuskulatur zugeschrieben.

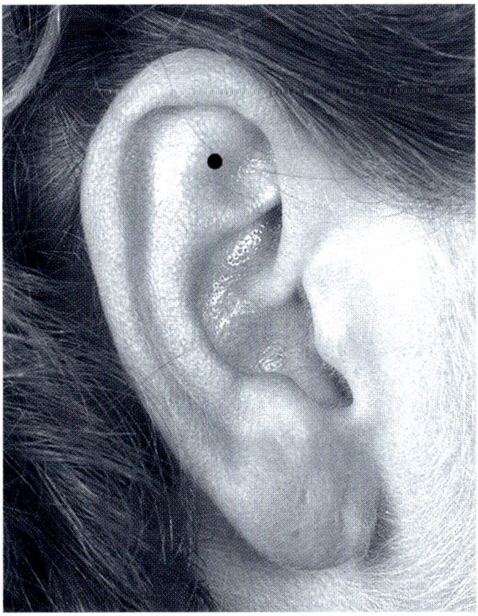

Lokalisation

Der Punkt befindet sich in der Fossa triangularis, direkt über der Vereinigung der beiden Crura anthelicis, dabei etwas mehr zum Crus superius geneigt.

Diagnostischer Hinweis

- Das Gebiet des Shen Men wird mit Punktsuchgerät oder Akupunkturnadel auf seinen empfindlichsten Punkt hin abgesucht.
- Dazu zieht man die Spitze des Instruments mit parallelen Strichen über das Hautgebiet.
- Die nadelführende Hand stützt sich am Hals des Patienten ab.

Shen Men (55)

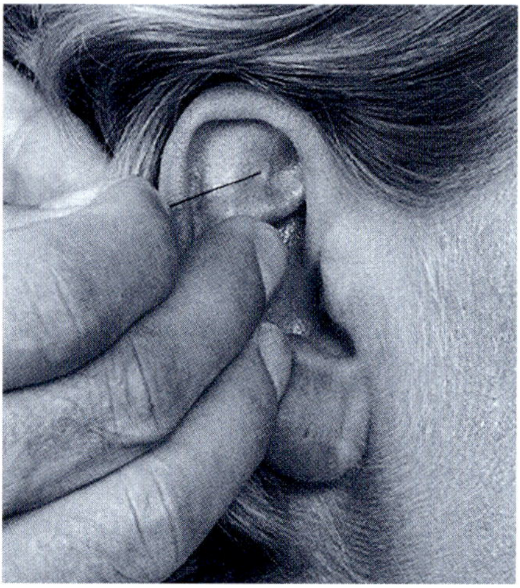

Nadelung

Man läßt den Patient bewußt in- und exspirieren. Der Einstich erfolgt während einer Exspiration im Winkel von 90° zwischen Kutis und Knorpel.

Die acht Körperpunkte

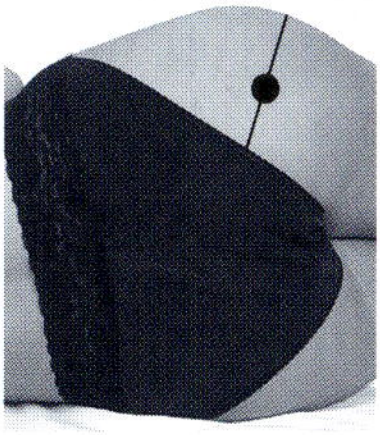

Gb30

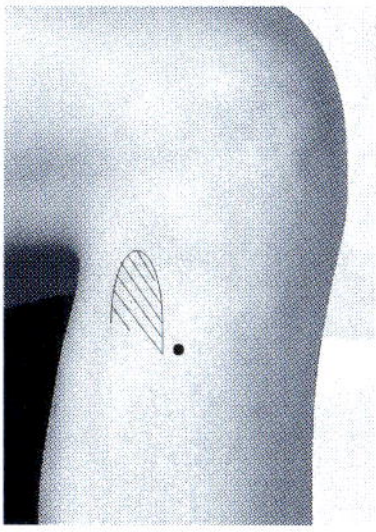

Gb34

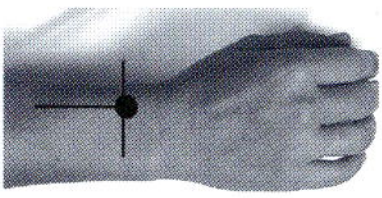

3E5

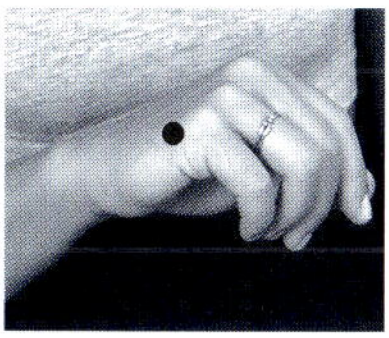

Dü3

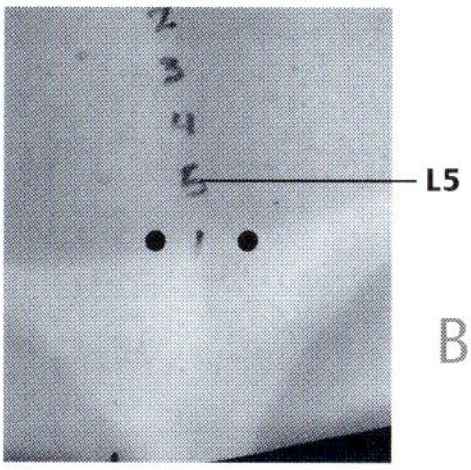

Bl31

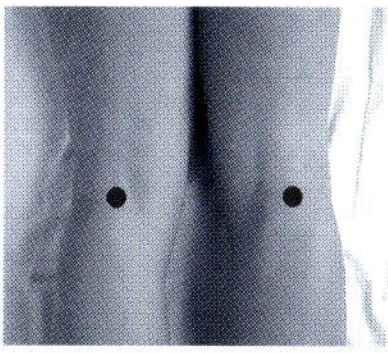

Bl40

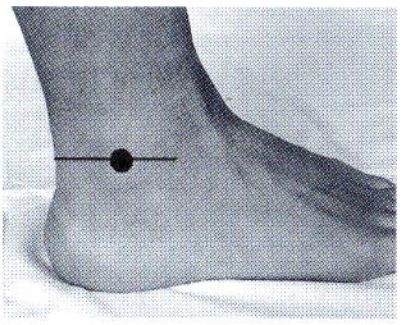

Bl60

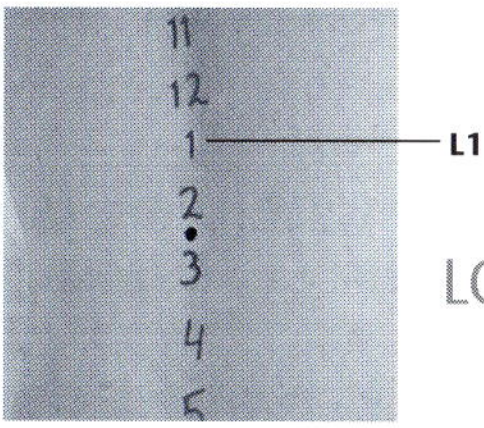

LG4

Vorbereitungen zur Körperakupunktur

Jeder Akupunkturpunkt hat eine genau definierte Position. Diese Position wird umschrieben mit Hilfe des Längenmaßes Cun, das die Breite des ersten Daumengliedes bzw. den Abstand zwischen den beiden Hautfalten der beiden Interphalangealgelenke des Mittelfingers angibt. 1,5 Cun ist die Breite von Zeige- und Mittelfinger zusammen, 3 Cun ist die gemeinsame Breite des II. bis V. Fingers.

Da die Körperproportionen von Menschen unterschiedlich sind, ist Cun ein individuelles Maß. Der Akupunkteur vergleicht also vor einer Sitzung »sein« Cun mit dem des Patienten.

Da die Position eines Punktes sich zwischen zwei Sitzungen geringfügig verschieben kann (einmal etwas tiefer oder oberflächlicher, dann wieder etwas seitlicher), verläßt man sich nicht allein auf die Lokalisation, sondern auch auf das Zeichen des Patienten, daß er Qi-Gefühl hat.

Im folgenden werden einige Punkte und deren Position nebst Energieprofil beschrieben.

Einerseits sind diese Punkte nur eine kleine Auswahl aus der Vielzahl aller Akupunkturpunkte, andererseits sind es genau die Punkte, die ihre Wirksamkeit bewiesen haben und deren Nadelung aufgrund anatomischer Beziehungen relativ leicht zu erlernen ist.

Gallenblase 30, húantiào, Angelpunkt des Femurs

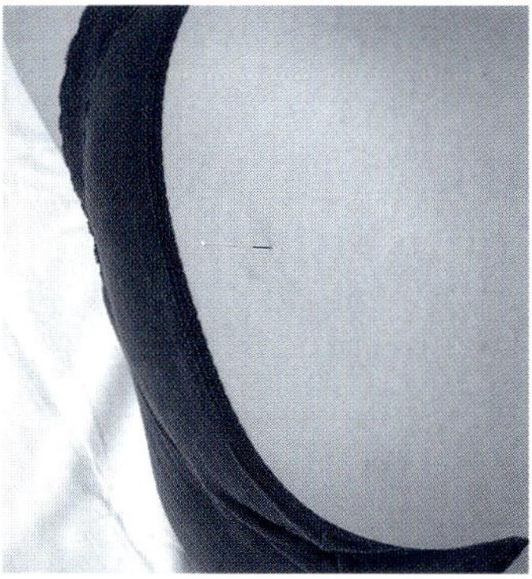

Nadel in situ

Wirkung

Analgesie bei Coxarthrose, Gonarthrose, Lumbago und Lumboischialgie sowie bei pseudoradikulärer Symptomatik.

Modulation bei Paresen der unteren Extremitäten.

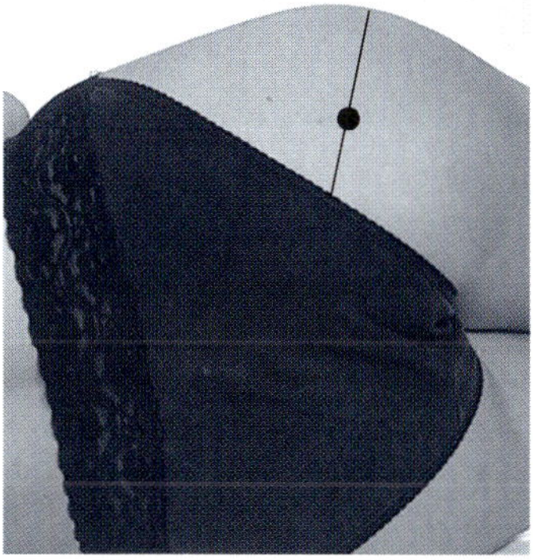

Lokalisation

Der Punkt befindet sich auf der Grenze zwischen lateralem und medialem Drittel einer Verbindungslinie zwischen Trochanter major und einem gedachten Punkt 2 Cun kranial der Steißbeinspitze (entsprechend dem kranialen Ende der Rima ani).

Gb 30

Der Patient liegt auf der Seite. Die Hüfte ist leicht gebeugt.
Punkt 2 Cun kranial der Steißbeinspitze ermitteln.
Verbindungslinie zwischen diesem Punkt und Trochanter major ermitteln.
Linie dritteln, Einstichstelle bestimmen.

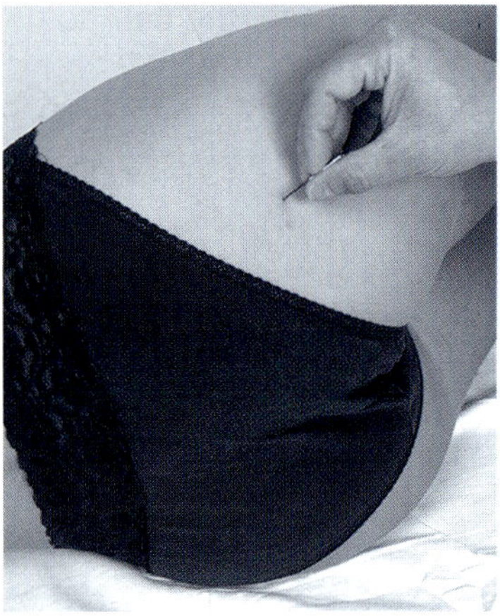

Nadelung

Der Arzt stützt mit seiner freien Hand auf dem Beckenkamm des Patienten.
Genadelt wird senkrecht zur Haut in Richtung der gegenüberliegenden Beckenhälfte.
Die Stichtiefe beträgt je nach Masse des Subkutangewebes 3 bis 6,5 cm (Cave: Nervus ischiadicus).

Gallenblase 34, yánglíngquán, Quelle am sonnenbeschienenen Grabhügel

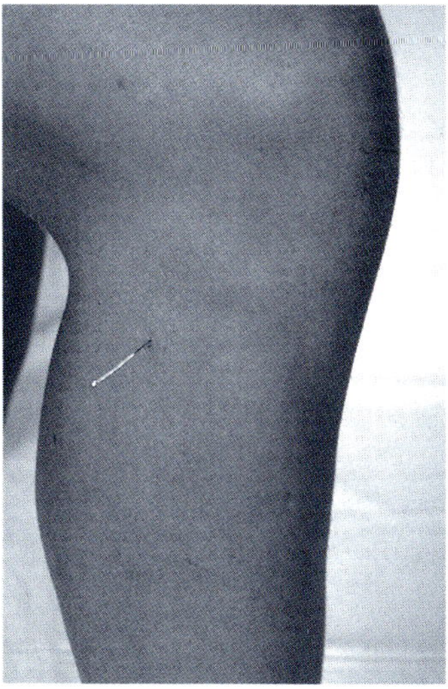

Nadel in situ

Wirkung

Analgesie bei Gonarthrose, Coxarthrose, Ischialgie, pseudoradikulärer Symptomatik und bei hypochondrischem Schmerz (Gegend unter den Rippen).

Regulation bei Durchblutungsstörungen der unteren Extremitäten.

Gb34 ist Meisterpunkt der Muskulatur und Sehnen (speziell Koordination und Bewegung) und hat ferner eine unmittelbare Wirkung auf die Funktion der Gallenblase.

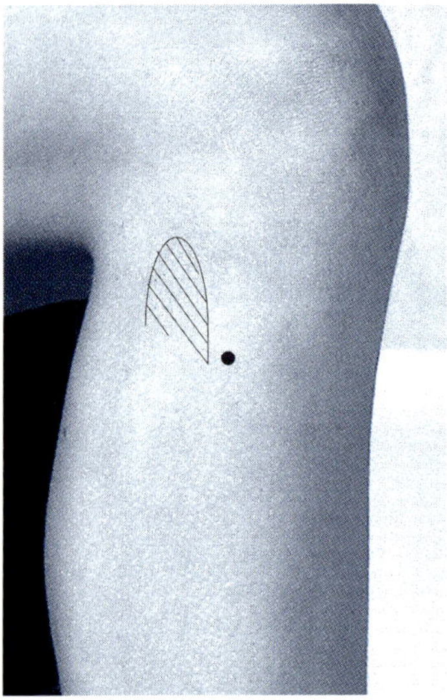

Lokalisation

Der Punkt liegt in dem Grübchen eine Daumenbreite vor und unterhalb des Fibulaköpfchens. Er befindet sich im Bereich des Ramus profundus N. peronaei und im Bereich der Head-Zone L5.

Der Patient sitzt oder liegt; das Knie ist angewinkelt.
Die Vertiefung vor und unterhalb des Fibulaköpfchens ist meist druckempfindlich.

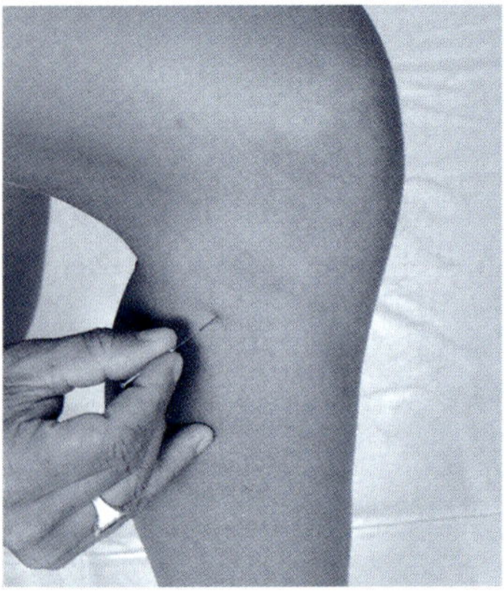

Nadelung

Der Einstich erfolgt senkrecht.
Die Eindringtiefe beträgt etwa 2 cm.

Drei-Erwärmer 5, waìguan, äußeres Tor

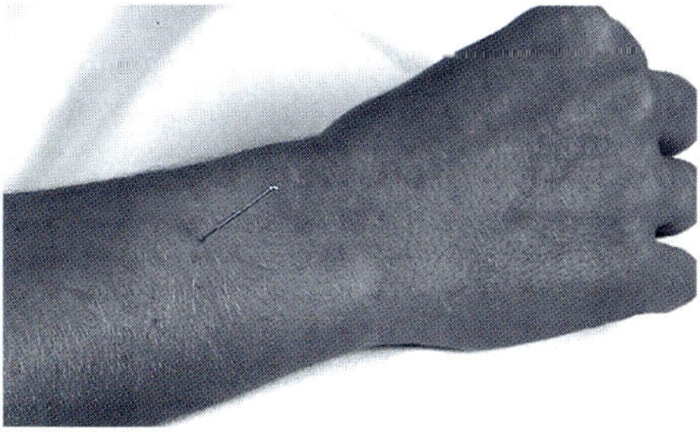

Nadel in situ

Wirkung

Analgesie bei Lumboischialgie des »lateralen Typs« (erklärbar durch den korrespondierenden Gallenblasenmeridian); außerdem ist 3E5 der zuständige Schlüsselpunkt, über den der außerordentliche Meridian yangwei für die Therapie »geöffnet« wird. Modulation bei rheumatischen Beschwerden, insbesondere der kleinen Gelenke; Beschwerden, die sich durch Witterungseinflüsse verschlimmern; dem Punkt wird eine »kortisonartige« Wirkung zugeschrieben.

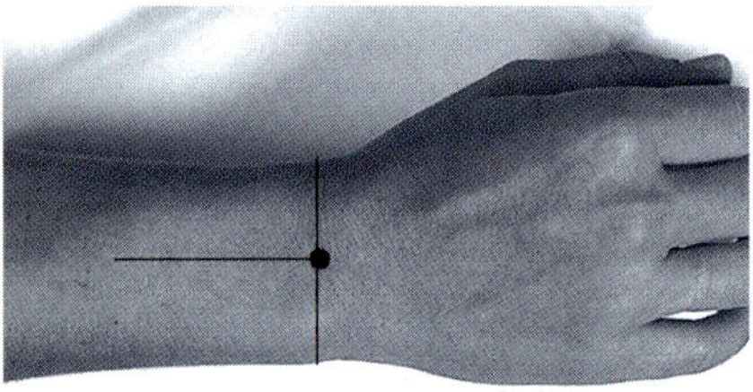

Lokalisation

2 Cun proximal der dorsalen Handgelenksfalte zwischen Radius und Ulna.

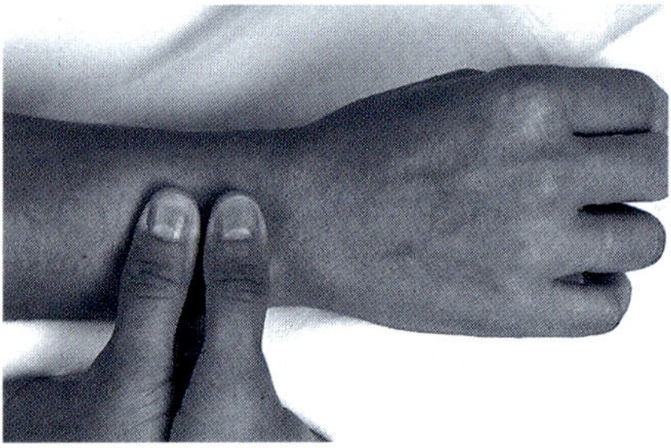

Lokalisiert wird am sitzenden oder liegenden Patienten.
Die Hand des Patienten befindet sich in Pronation.

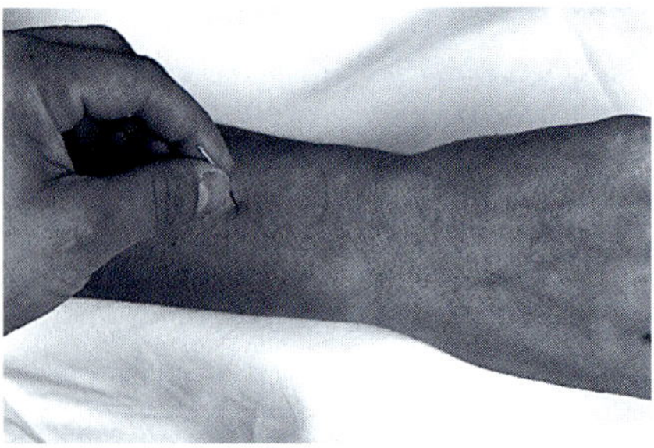

Nadelung

Einstich erfolgt senkrecht.
Eindringtiefe: 1,5 bis 2,5 cm.

Dünndarm 3, hoùxi, hinterer Fluß

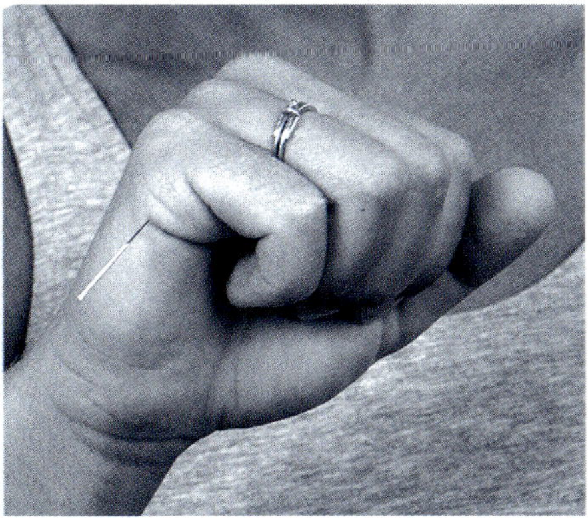

Nadel in situ

Wirkung

Analgesie bei Schmerzen im Bereich der Wirbelsäule, insbesondere nuchal und lumbal (erklärbar durch den korrespondierenden Blasenmeridian; außerdem ist Dü3 der zuständige Schlüsselpunkt, über den der außerordentliche Meridian du mai (Lenkergefäß) für die Therapie »geöffnet« wird. Regulation durch Spasmolyse mit Wirkung sowohl auf die glatte als auch auf die quergestreifte Muskulatur.

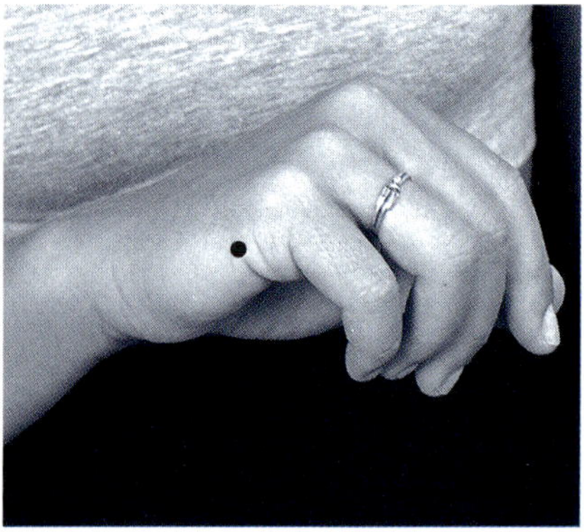

Lokalisation

Bei geöffneter Faust liegt der Punkt am ulnaren Ende der Mittelhand-Querfalte, proximal vom Grundgelenk des Kleinfingers.

Der Arzt sitzt seitlich des sitzenden oder liegenden Patienten.
Die Faust des Patienten ist geöffnet, die Finger sind entspannt.
Aufsuchen des Punktes.

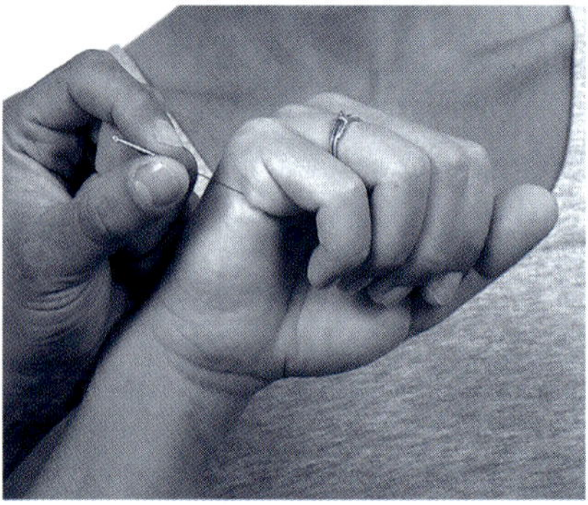

Nadelung

Senkrechter Einstich unmittelbar proximal der Querfalte.
Eindringtiefe: 1 bis 1,5 cm.

Blase 31, shàngjiáo, oberes Kellerloch

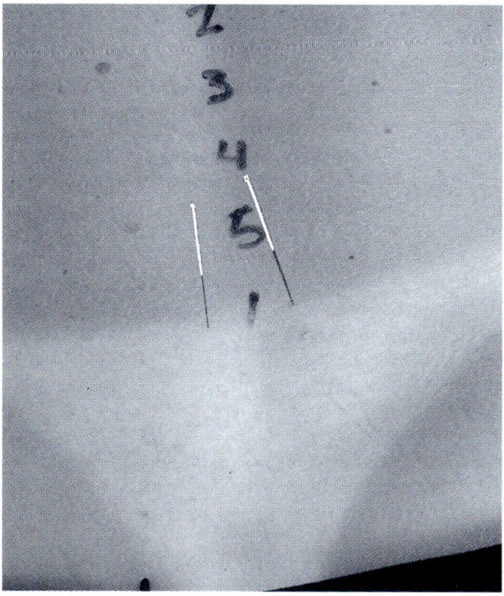

Nadel in situ

Wirkung

Analgesie bei Lumbalgie und bei Irritationen des Ileosakralgelenks. Modulation bei urogenitalen Störungen. Allgemein breite hormonelle Wirkung, Meisterpunkt des Klimakteriums.

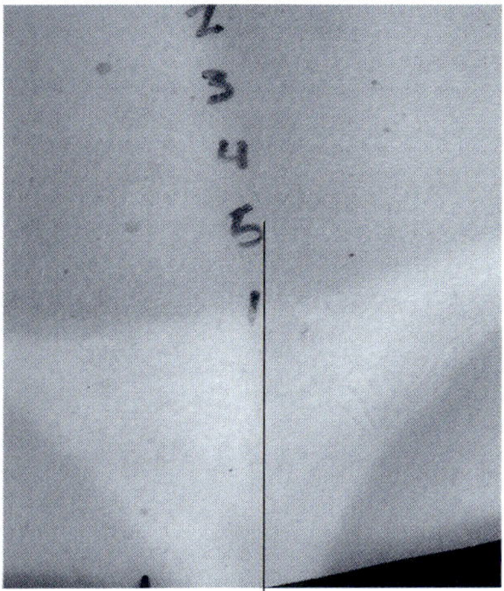

L5

Lokalisation

1 Querfinger lateral in Höhe Dornfortsatz S1 über dem l. Sakralloch; in der Mitte zwischen dem Rand der Spina iliaca posterior superior und der Medianlinie (in einem Grübchen).

Palpatorisch aufsuchen L5.
Aufsuchen S1.
1 Querfinger lateral S1 links und/oder rechts 1. Foramen sacrale tasten (Grübchen).

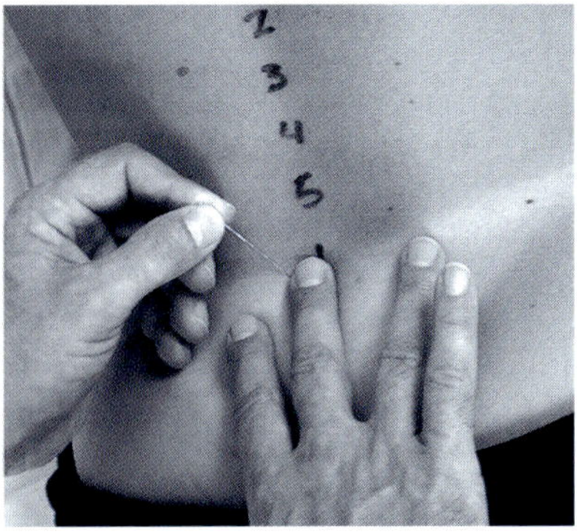

Nadelung

Einstich erfolgt senkrecht.
Eindringtiefe: 1 bis 2 cm.

Blase 40, weizhong, Mitte des Staugewässers

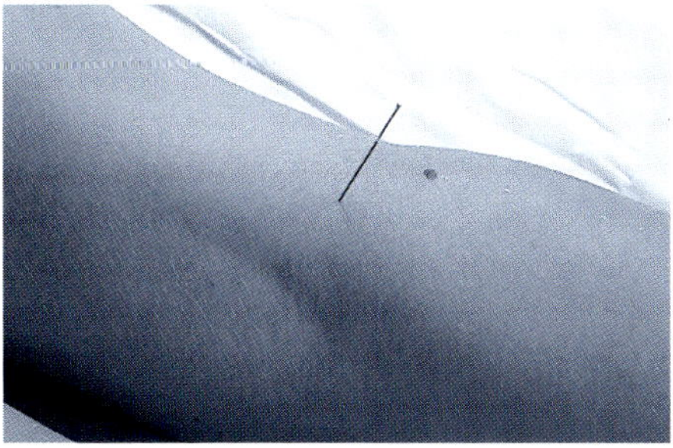

Nadel in situ

Wirkung

Analgesie bei Gonarthrose, Lumbago und Lumboischialgie, Meisterpunkt der Lumbalgie. Modulation bei Paresen der unteren Extremitäten. Unmittelbare Wirkung auf die Funktion der Blase.

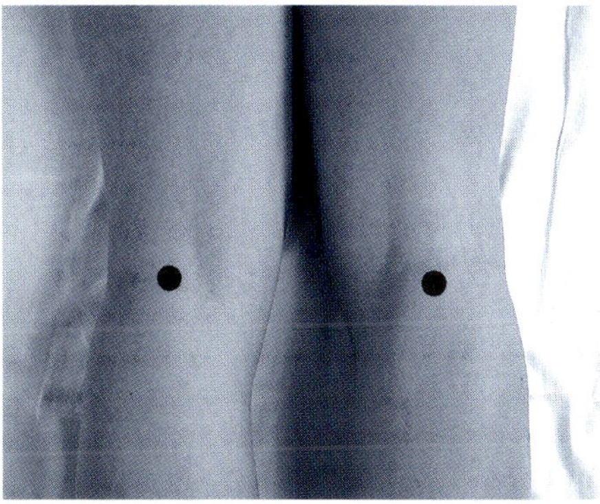

Lokalisation

Der Punkt befindet sich in der Kniekehle, in der Mitte der Beugefalte.

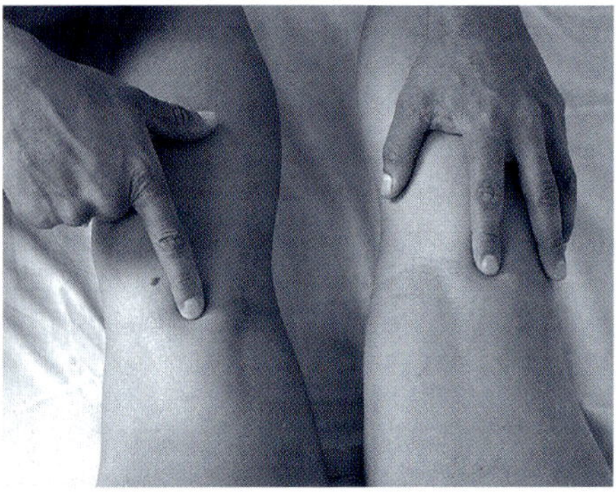

Patient in Bauchlage. Arzt sitzt seitlich des Patienten.

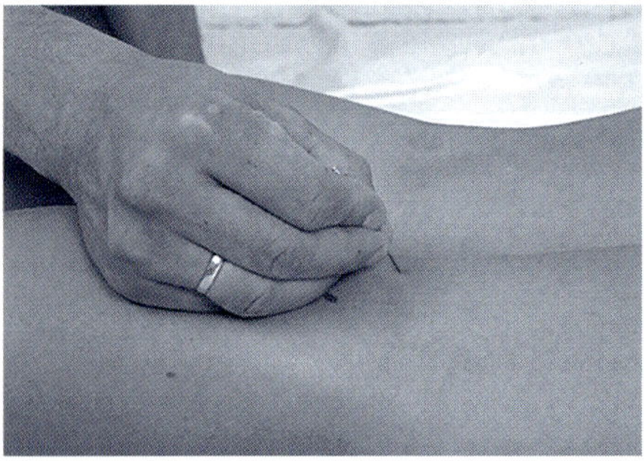

Nadelung

Während der Nadelung stützt die freie Hand des Arztes das Knie von medial her.
Der Punkt wird senkrecht zur Haut genadelt.
Nadelungstiefe: 1 bis 1,5 cm.

Blase 60, kúnlún, Olympus

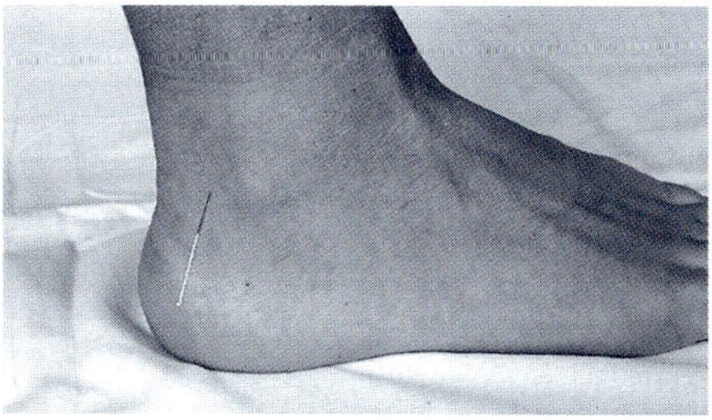

Nadel in situ

Wirkung

Analgesie bei Arthralgie des Sprunggelenks, Achillodynie, Gonarthrose, dorsalem Schulterschmerz, Zervikalsyndrom, Lumbago und Lumboischialgie; Meisterpunkt vertebragener Schmerzen, Fernpunkt bei Schmerzen, die durch Kälte entstanden sind oder verschlimmert wurden.

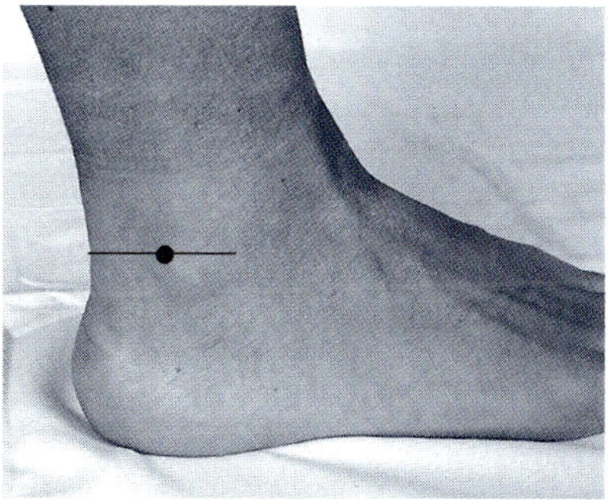

Lokalisation

Mittelpunkt einer horizontalen Linie zwischen höchstem Punkt des Malleolus lateralis und der Achillessehne, in der Senke am Oberrand des Kalkaneus. Der Punkt liegt im Bereich der Head-Zone S1.

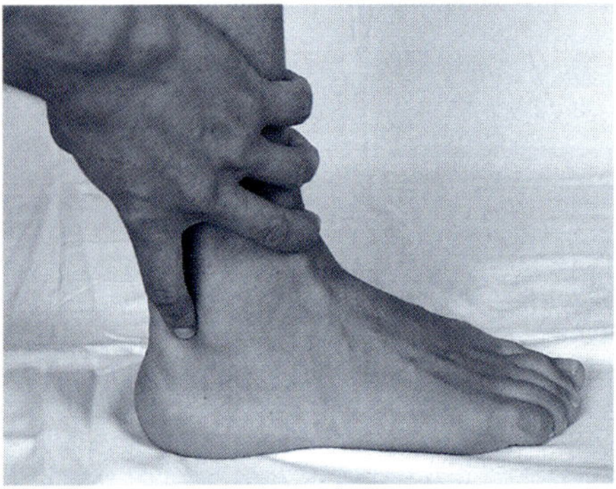

Aufsuchen des Punktes entweder beim sitzenden Patienten, dessen Fuß vollen Bodenkontakt hat oder beim liegenden Patienten.

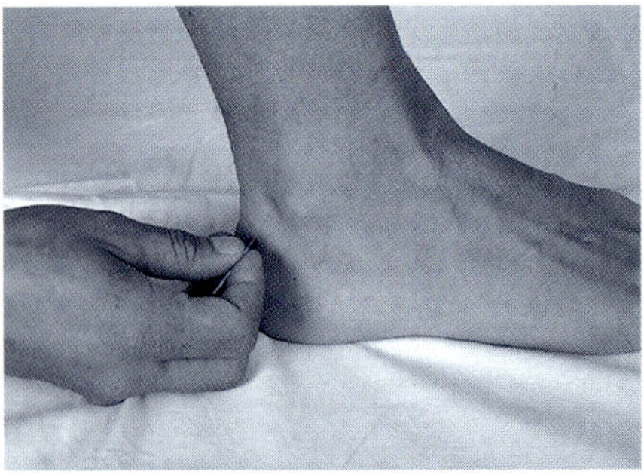

Nadelung

Der Einstich erfolgt senkrecht. Eindringtiefe: 1 bis 2 cm (wird in China manchmal bis Ni3 auf der Gegenseite/Medialseite durchgestochen).

Lenkergefäß 4, mìngmén, Pforte des Lebensloses

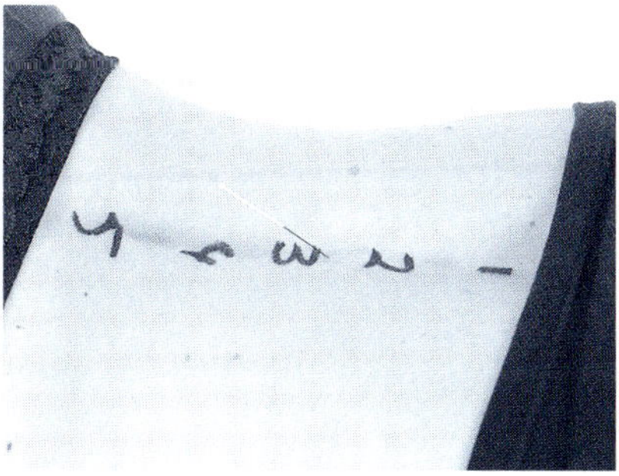

Nadel in situ

Wirkung

Analgesie bei Lumbago und Lumboischialgie. Modulation bei Erkrankungen des Urogenitalbereichs. Allgemein hormonell wirksamer Punkt.

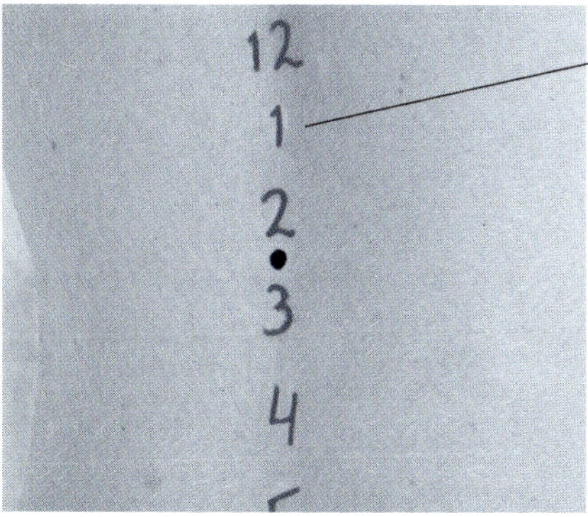

L1

Lokalisation

Zwischen den Dornfortsätzen des 2. und 3. Lendenwirbels auf der Medianlinie.

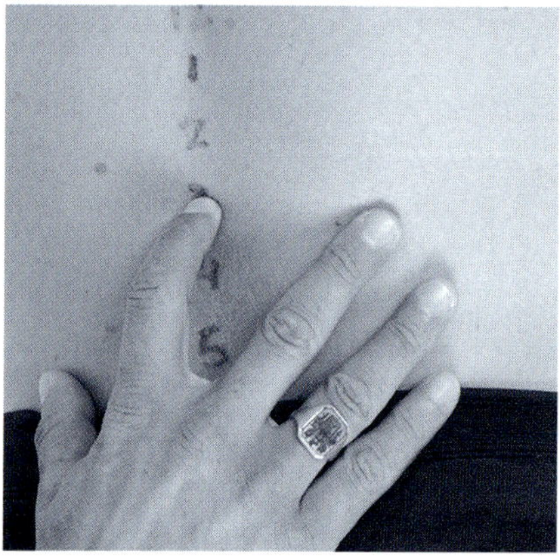

Palpatorisch aufsuchen L2.
Aufsuchen L3.
Punkt liegt zwischen L2 und L3.

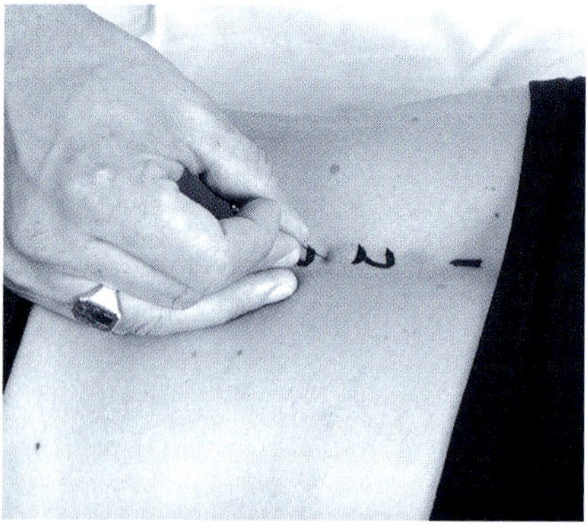

Nadelung
Leicht schräg nach kranial.
Tiefe: 1 bis 2 cm.

Literatur

1) Darras, J.C. (1992): Isotopische Verdeutlichung der Akupunkturlinien. Dtsch. Zschr. Akup. 35, 1

(2) Grifka, J.; Schleuß, T. (1995): Prospektiv randomisierte Studie zur Effektivität der Akupunktur beim Lumbalsyndrom. Orthop. Praxis 31, 134–138

(3) Heine, H. (1988): Anatomische Struktur der Akupunkturpunkte. Dtsch. Zschr. Akup. 31, 26–30

(4) Molsberger, A. (1992): Die Bedeutung der Akupunktur aus der Sicht des Patienten; Ergebnisse einer epidemiologischen Untersuchung. Z. Allg. Med. 68, 349–351

(5) Nachemson, A.L. (1992): Newest knowledge of low back pain. A critical look. Clin. Orthopaed. rel. Res. 8, 279

(6) Pomeranz, B. (1977): Akupunkturwirkung durch Ausschüttung von Encephalinen und Endorphinen im Gehirn. New Scientist 73, 12

(7) Stux, G. (1994): Akupunktur bei orthopädischen Erkrankungen. Therapiewoche 44, 3

Sachregister